瘦 身 术

符合医学原理的科学瘦身教科书

（日）牧田善二　著

肖　爽　梁永宣　尹名玥　译

U0337419

全国百佳图书出版单位

中国中医药出版社

·北 京·

ISHA GA OSHIERU DIET SAIKYO NO KYOKASHO

by Zenji Makita

Copyright 2021 Zenji Makita

Chinese translation rights in simplified characters 2023 by China Press of

Traditional Chinese Medicine

All rights reserved.

Original Japanese language edition published by Diamond, Inc.

Chinese translation rights in simplified characters arranged with Diamond, Inc.

through Japan UNI Agency, Inc., Tokyo

中文简体字版权专有权属中国中医药出版社所有

北京市版权局著作权登记

图字：01–2022–6611 号

图书在版编目（CIP）数据

瘦身术：符合医学原理的科学瘦身教科书 /（日）

牧田善二著；肖爽，梁永宣，尹名玥译 . —北京：

中国中医药出版社，2023.5

ISBN 978–7–5132–8049–5

Ⅰ . ①瘦… Ⅱ . ①牧… ②肖… ③梁… ④尹… Ⅲ .

①减肥—基本知识 Ⅳ . ① R161

中国国家版本馆 CIP 数据核字（2023）第 039376 号

中国中医药出版社出版

北京经济技术开发区科创十三街 31 号院二区 8 号楼

邮政编码　100176

传真　010–64405721

三河市同力彩印有限公司印刷

各地新华书店经销

开本 880 × 1230　1/32　印张 5.25　字数 112 千字

2023 年 5 月第 1 版　2023 年 5 月第 1 次印刷

书号　ISBN 978 – 7 – 5132 – 8049 – 5

定价　48.00 元

网址　www.cptcm.com

服 务 热 线　010–64405510

购 书 热 线　010–89535836

维 权 打 假　010–64405753

微信服务号　zgzyycbs

微商城网址　https://kdt.im/LIdUGr

官 方 微 博　http://e.weibo.com/cptcm

天猫旗舰店网址　https://zgzyycbs.tmall.com

如有印装质量问题请与本社出版部联系（010–64405510）

诊疗 20 万人以上得出的结论

当您下决心减肥的时候，会从什么做起呢？

运动、计算热量，还是控制饮食？

毫无医学根据的各种瘦身大法四处泛滥。

因此，几乎所有挑战瘦身的人，

都会朝着错误的方向迈出"第一步"。

结果都会以没有效果、无法坚持而告终。

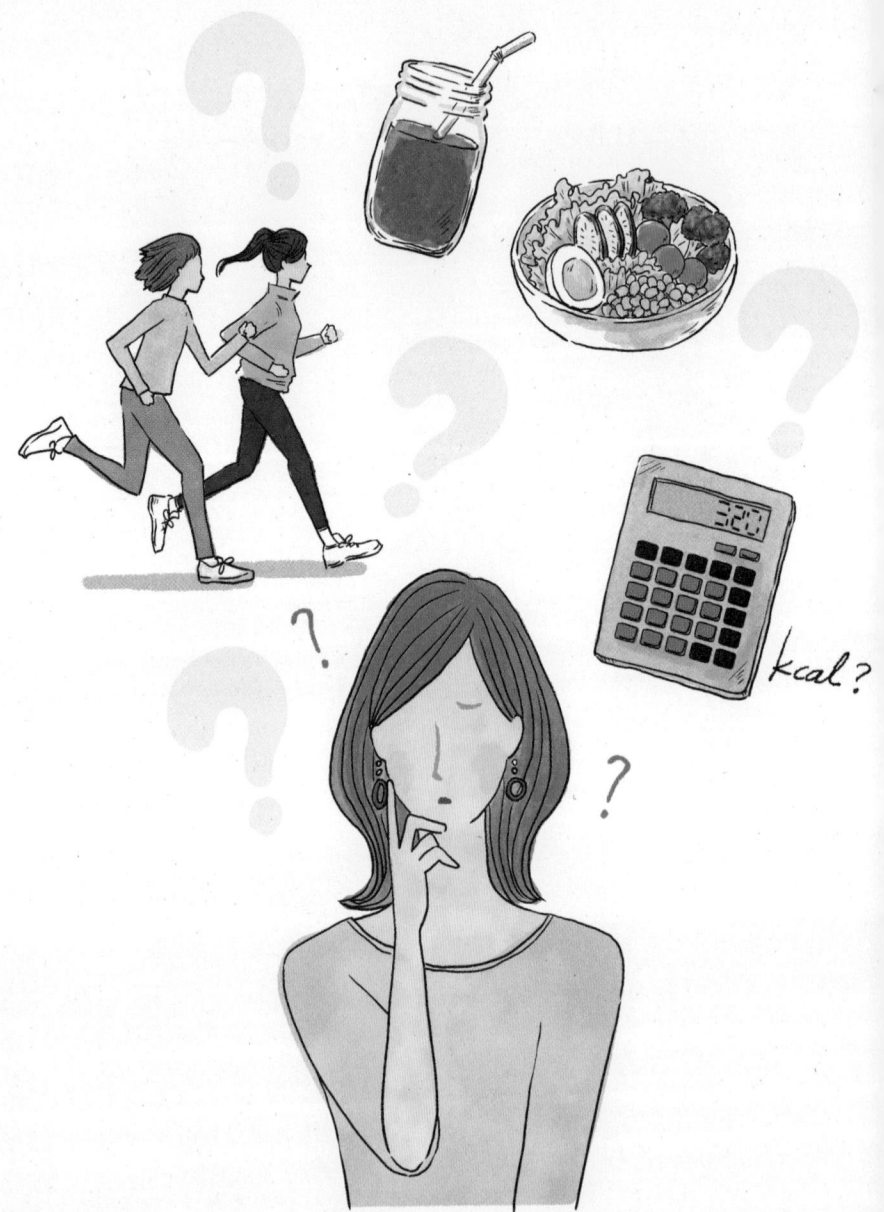

我作为糖尿病专科医生，会向许多被肥胖所困扰的患者提出建议。

由此得知，减肥瘦身真正必要的"第一步"是

"了解每天摄取的糖类量"。

"嗯？就这？"也许有人会质疑。

但是，大多数人并不在意自己的糖类摄取量。

其中，有些人会说："我很在意自己的糖类摄取量。"

但是，仔细了解后就会发现，几乎所有人都没有做到"控制一天的糖类摄取量"。

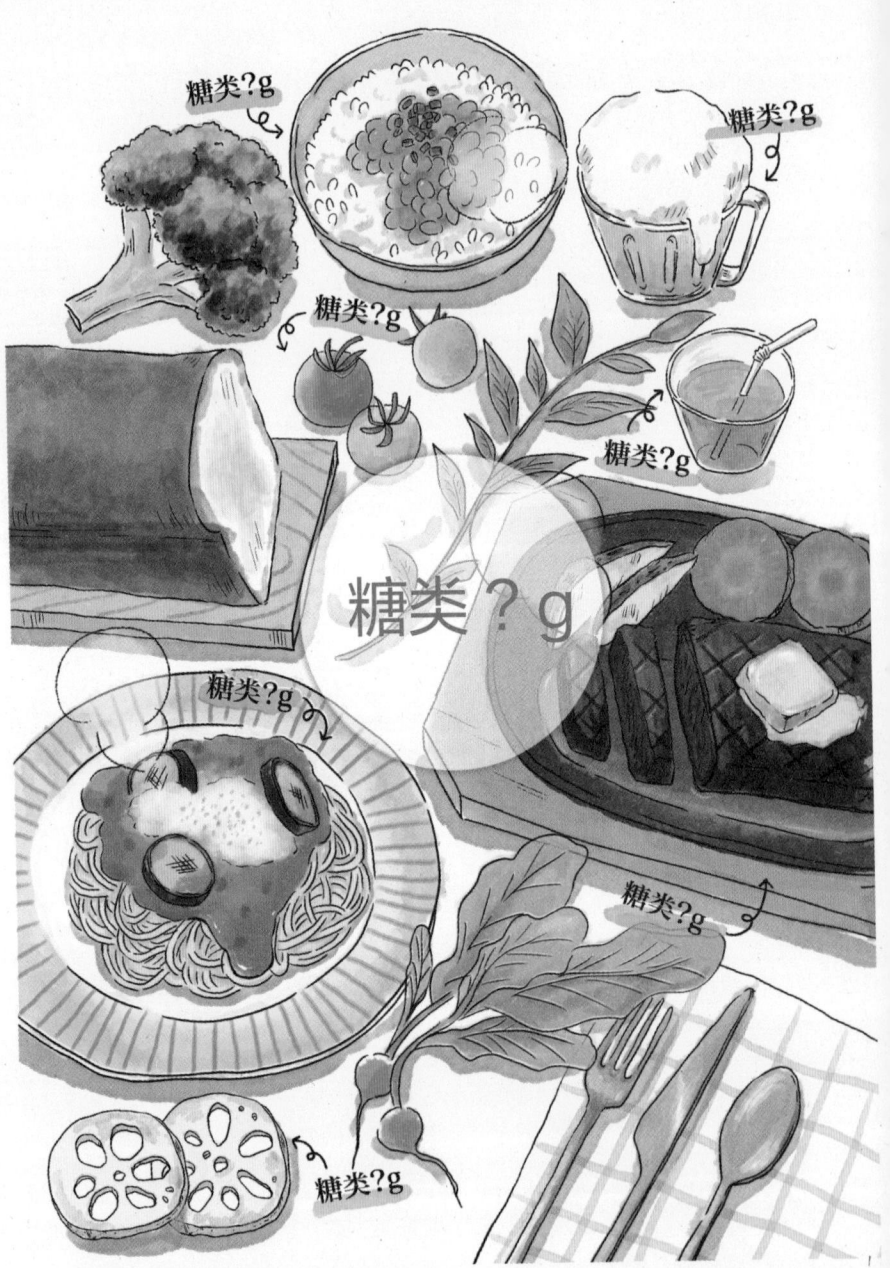

那么，下面我就来介绍一下某男子一天的饮食。

这是"肥胖饮食"，还是"瘦身饮食"？

早晨：1片抹了果酱的切片面包和玉米浓汤，1杯橙汁。

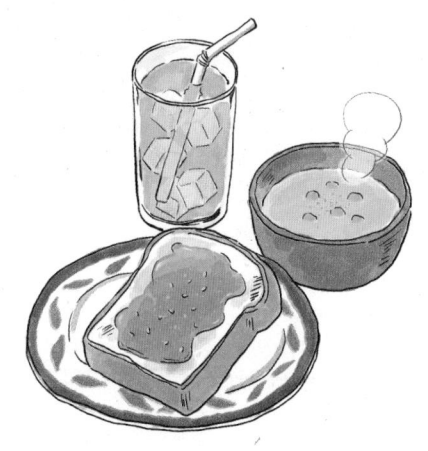

中午：在公司食堂吃，山药泥荞麦面搭配煮南瓜。

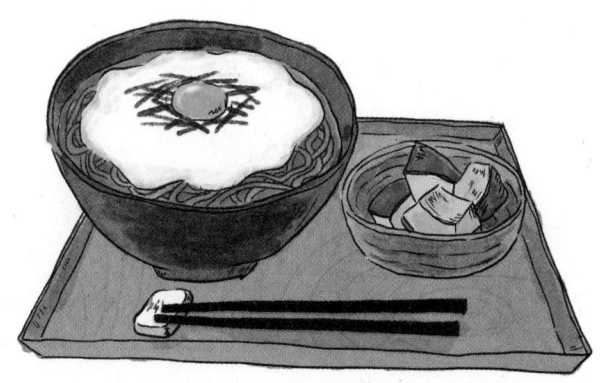

傍晚虽然有点儿饿，忍着不吃点心，去便利店买了一瓶拿铁。

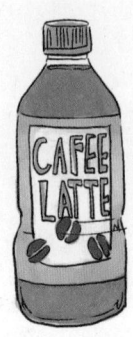

晚上：不在外面吃，在自己家里做蔬菜咖喱饭和意面沙拉，也不喝酒。

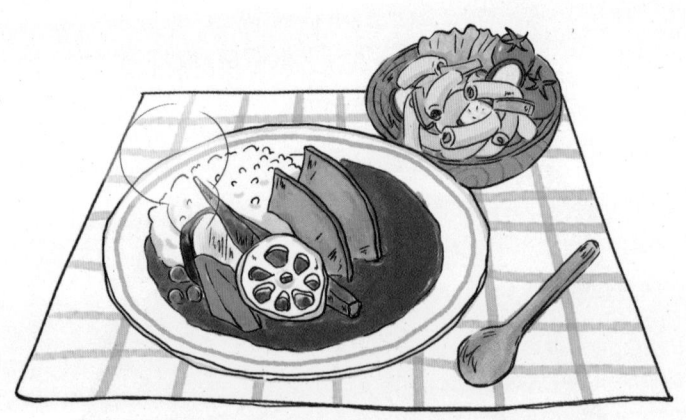

这位男子一天的食物中所含糖类量"约 300g"。

这是减肥瘦身时每日理想糖类摄取量的——

足足"5 倍"之多。

看上去他似乎吃得并不多。

既没吃零食，也没喝酒，看上去是比较健康的饮食。

但是，这却是不折不扣的"肥胖饮食"。

几乎所有想瘦身的人都在不知不觉中吃着含有很多糖分的食物。

"吃是我最大的乐趣！"

"任凭肚子咕咕叫，忍饥挨饿工作，我可做不到！"

"我总有应酬，根本没法减少在外用餐的次数，酒也戒不了！"

我会明确地告诉这些人：

没有必要减少饮食"量"。

越是控制食欲，就越会产生压力，日积月累终将爆发。

不健康的减肥，其结果必将是反弹。

"想瘦就要减少食量"，这种想法不对。

"想瘦就要好好吃"，这样才能防止反弹。

其实，吃零食也可以。

戒酒也没有必要。

即使这样吃，也可以达到切切实实的瘦身效果。

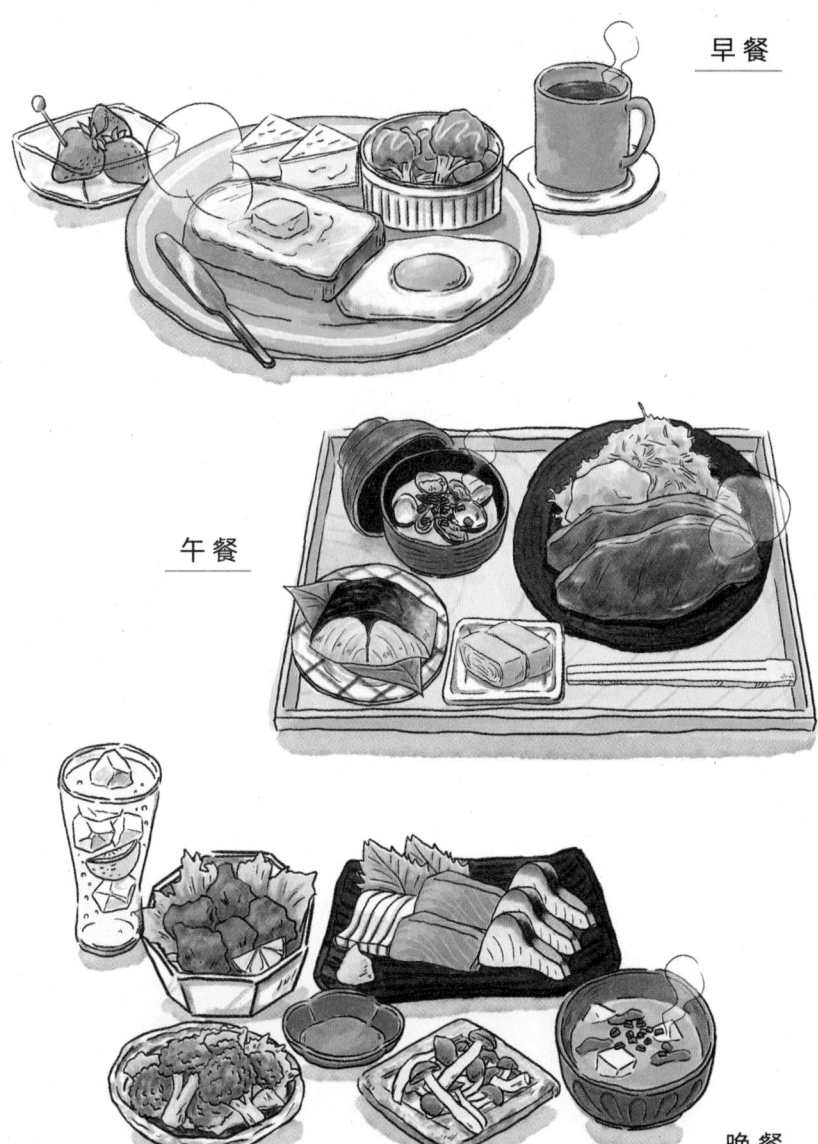

早餐

午餐

晚餐

"我每周在健身房锻炼两三次。"

"慢跑 1 小时，出透汗了！"

但是从医学来看，为了减肥的运动几乎没有效果。

或许，一时兴起办了健身房会员卡，试着买了运动鞋。这虽然很好，但即使努力运动也几乎没有效果，因而坚持不下去的人不是也很多吗？

非常遗憾，这就是在浪费时间和金钱。

既然如此，我们一定想进行切实有效又能坚持下去的减肥方法吧。

不是运动，而是应该把"控制糖类摄取"放在第一位。

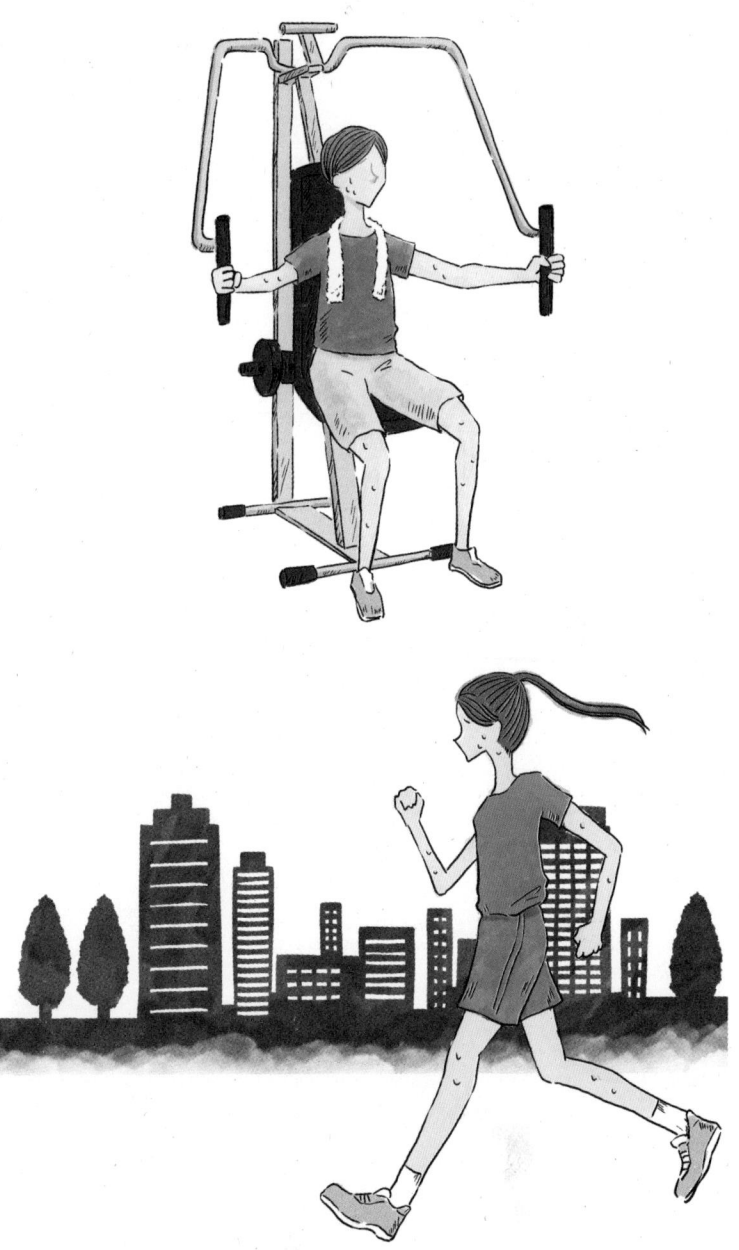

下面我来介绍一下半年成功减重超过 15kg 的 N 先生（40 岁）。

最初见到 N 先生的时候，他的体重是 82.3kg。

然而，开始牧田式减肥半年后，体重减至 66.5kg。

N 先生减肥成功的原因在于：

"虽然节制，但不饿肚子，可以吃各种美食。"

"因为不用戒酒，所以不用拒绝应酬。"

N 先生举出了以上事例等。

周围人也都夸他"皮肤的色泽变好了"，"外形看上去不那么臃肿了"，"变得很时髦的感觉"。

其实，牧田式减肥还有令人惊喜的附加效果！

成功减重15kg的N先生的记录

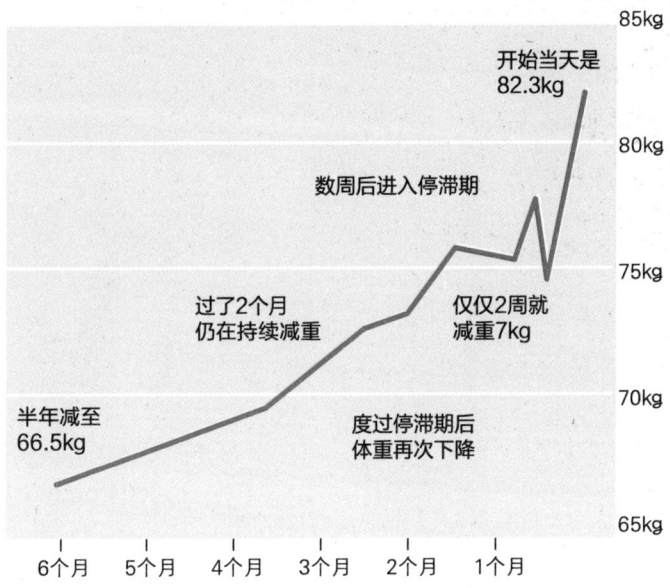

85kg

开始当天是
82.3kg

80kg

数周后进入停滞期

75kg

过了2个月
仍在持续减重

仅仅2周就
减重7kg

70kg

半年减至
66.5kg

度过停滞期后
体重再次下降

65kg

6个月　5个月　4个月　3个月　2个月　1个月

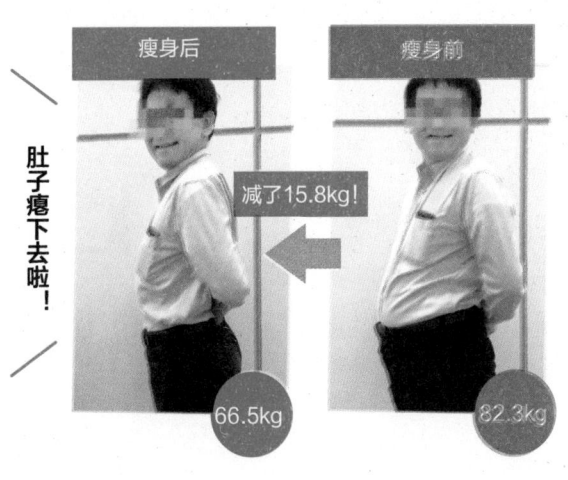

瘦身后　　瘦身前

减了15.8kg!

肚子瘪下去啦!

66.5kg　　82.3kg

挑战过度的减肥，即使成功瘦身，也会肌肤松弛，极度消瘦。相信您也看过这样的人吧。

　　本来是为了外表更光鲜才去努力减肥的，结果却损害了形象，这不是赔了夫人又折兵吗？

　　我认为，外表看上去"年轻"和"年老"的差距，体现在"体形"上和体现在"皮肤"上的效果是一样的。

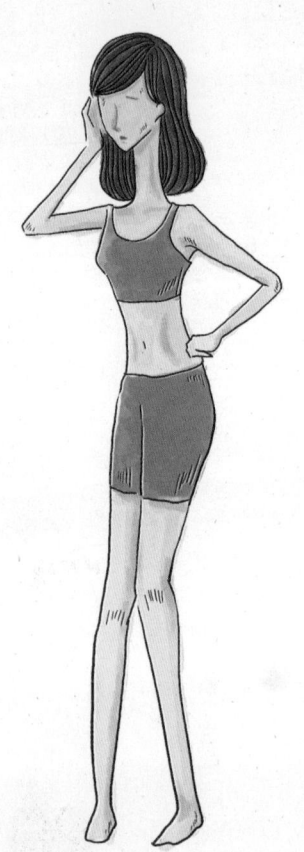

控糖的饮食习惯有抑制肌肤老化而出现皱纹、松弛等的效果。

不仅是体形，对美容也有效果，让您收获健康而年轻的外表。

而且，和Ｎ先生一样的效果，也会产生在您的身上。

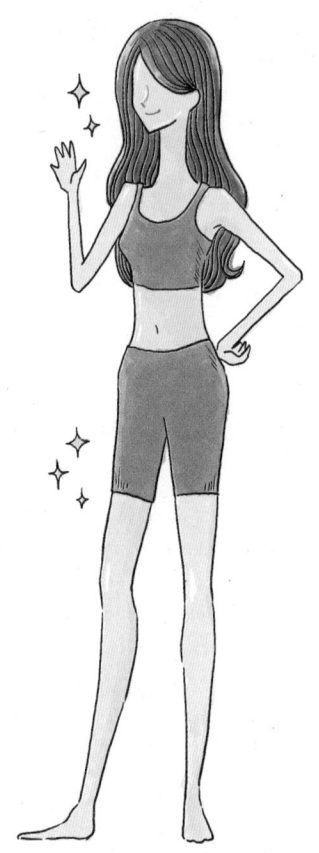

牧田式减肥，您也做得到！

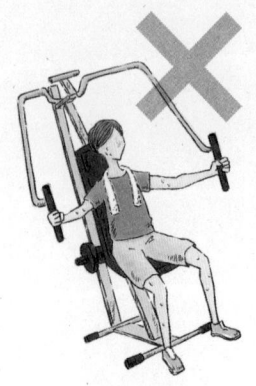

无须高强度运动

努力运动也几乎没有减肥效果。只需要饭后的"轻微"运动就足够啦。

无须克制食欲

没有必要减少食量。只要区分好肥胖食品和非肥胖食品，即使多吃些也能瘦。

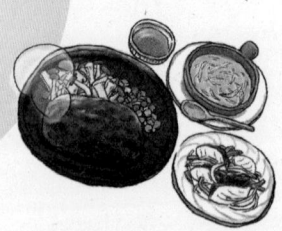

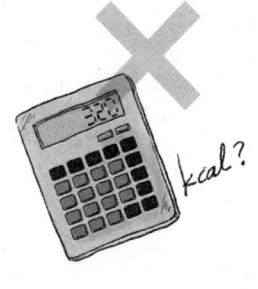

防止反弹

无论什么减肥法，如果不坚持都毫无意义。因为既不需要高强度运动，也不必克制食欲，所以能坚持下去，而且减重后也能保持体重。

喝酒也可以

牧田式减肥无须戒酒。即使是应酬多的人，或是无论如何也戒不了酒的人，也没关系。尽情享受美食和美酒吧。

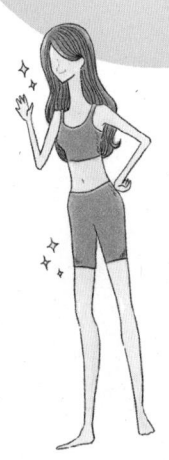

对健康和美容
有与众不同的效果

从医学角度来看，少糖的饮食习惯对美容也有效。能令您获得苗条的身材、美丽的肌肤，还有年轻的外表。

目 录

第4章 本以为控糖不起作用······
却是"隐形糖类"的陷阱

4

序章

为什么总是减肥失败
医生回答您的"5 个疑问"

依据错误的知识，即使减肥也没有效果

"肥胖"究竟是指什么呢？假如您这几年胖了 5kg，这到底意味着什么呢？

"这就意味着身体增加了 5kg 赘肉，特别是肚子周围。因为裤子的腰围和皮带都变得勒得慌了呀！"

这大概就是大多数人的理解吧。而且很多人还觉得，"人一胖，外表不养眼不说，重新换尺码买衣服也浪费钱。对健康方面也没好处，干脆努力减肥吧"，于是便挑战减肥，不过屡战屡败。

那么，为什么会失败呢？那是因为原来所拥有的基础知识就是错的。

■ 应无视那些毫无科学根据的不靠谱信息

首先，我可以告诉大家的是，减肥不用挨饿。

的确，只要忍住空腹的煎熬什么也不吃，体重就会暂时下降。但是，这种事情是不可能持续的。您挑战了这种近乎不可能的事情，然后唉声叹气道："唉！又没成功！"我劝您还是算了吧。

说真的，隔三差五地吃点零食，减肥才更能顺利进行。吃肉也是，喝酒也是。

这些都是科学上理所当然的，不过后面还是要详细说明一下。

然而，很多人都不知道这些道理，却任由电视、杂志上介绍的那些不靠谱的方法，或是宣扬"只喝这个就能瘦"之类的营养补充剂等非科学的虚假信息所摆布，依旧还是在浪费时间和金钱。

■ 大脑想让您摄取糖类

还有一个重要事实，为了瘦一定要了解。

发胖后，表面现象是身上长出赘肉，体重增加。但是，其本质问题不在于身体，而是在于大脑。

您发胖，虽然是因为采取了"吃碳水化合物（＝糖类）"的行动，但让您这么做的不是您的手，不是您的嘴，也不是您的胃，而是您的大脑。

因此，您必须改变的是"让自己摄取碳水化合物的大脑"，只有拥有这个知识，您才有可能瘦下来。

不仅如此，根据大脑进一步的指令，您会满足于"想瘦却持续胖"的状态。

因此，本书为了让您能脱离这种"想瘦却持续胖"的状态，首先向您传达能回答以下5个疑问的最新医学知识。

- 疑问1 到底为什么会胖？
- 疑问2 为什么瘦身这么难？
- 疑问3 为什么减肥会反弹？
- 疑问4 怎么做才能瘦下来呢？
- 疑问5 如何避免反弹？

这5个疑问，您能正确回答吗？

如果没有正确的知识，就无法选择正确的行动。如果您准确地了解了这些疑问题的答案，那就应该不会胖。

如果您知道这 5 个疑问的答案，并按照本书的方法实践的话，必定会瘦，并且应该不会反弹，从而终身保持健美身材。

疑惑1

到底为什么会胖?

——肥胖原因是"糖类"

经常听人说:"我喝凉水都发胖。"不过,一般人都知道那是不可能的。而且大部分人认为:"吃多了就会胖。"但是,这个解释不对。

正确的说法应该是,有些东西吃多了会胖,而有些不会,大部分人的饮食习惯一定是偏向前者。

■ **事实上吃什么才会胖呢?**

那么,吃多了就会胖的东西都有哪些呢?

以前,大家都说"高热量的东西""油大的东西"是减肥的大敌。比如,大家都一直认为:蛋黄酱和黄油是肥胖食品的代表。虽然现在也有人这么认为,但这在医学上大错特错。

令我们发胖的不是热量和脂肪,人是因为糖类才变胖的。发胖的人,每天摄取糖类成分超过了300g,有些人甚至摄取到500g左右。与此相对,脂类、蛋白质却只有1/5的量,即60g。也就是说,这些人的饮食严重偏于糖类。

这里最重要的是,米饭、面条、面包、意大利面、薯类等碳水化合物都是糖类。

这些碳水化合物统称为"多糖类"，它们在消化、吸收的过程中全部被分解为葡萄糖。砂糖是"双糖"，也会被分解为葡萄糖。总之，吃米饭和吃砂糖在这方面是相同的。

这样被分解后的葡萄糖会由小肠吸收到血液中，从而使血中的葡萄糖增加，血糖值上升。

这时，身体会为了控制血糖值的过度上升而分泌一种名为胰岛素的激素，它能将充满血中的葡萄糖转化为糖原，储存在肝脏和肌肉中。不过，其储存量只有 100 ~ 200g，多余的葡萄糖都会转化脂肪而进入脂肪细胞。

这就是科学、正确的肥胖机制。

另一方面，吃脂肪是不会胖的。

脂肪构成我们人体中 37 兆个细胞的细胞膜，它会不断被消耗。在人体合成激素的过程中，脂肪也是必不可少的。而人们一般每天仅摄取 60g 左右的脂肪，本来也不会过剩。

即使脂肪摄取过多，大多也会直接通过大便排出体外，多余的部分几乎不会被吸收。

吃了油腻的东西后，第二天排便时会看到便池的水中漂着油花。那就是混在大便中的脂肪，由于它比水轻，所以就会漂在水上面。

如此，脂肪的吸收率很低，而碳水化合物几乎 100% 以葡萄糖的形式被吸收入血。这样，按照前面谈及的肥胖机制，就会不断地使我们的身体发胖。

■ 不知不觉间，糖类食品接二连三被放进了购物车

在肥胖大国美国的超市里，摆满了巨大的比萨饼、大袋的意大利面、冷冻薯条等廉价的碳水化合物。在饮料货架上，并排陈列着可乐等充满糖分的大瓶清凉饮料。而且，那些肥胖的人，接二连三地把这些东西放入自己的购物车中。

这些人并非是单纯的馋嘴贪吃，而是他们"无法停止糖类摄取"。

日本人也一样。很多人摄取糖类过剩，其原因在于大脑。

不管怎么说，日本人都喜欢吃刚刚出锅的白米饭。饭团、寿司也是日本人的最爱。

乌冬面、荞麦面、拉面的店铺也随处可见。

还有，面包、蛋糕也做得越来越好吃，便利店中甜点的人气也令人瞠目。

再加上清凉饮料、罐装咖啡、果汁饮料、能量饮料这些糖类大集合，只要稍有小憩的机会，就可以在自动售货机中轻易买到。

正是这样的环境，才令您发胖的。

不过，最近理解"肥胖的原因是糖类"的人越来越多。

但是，虽然已经深刻理解了，但瘦不下来的人还是大有人在。这个原因将在下一节"为什么瘦身这么难"中详述。

疑惑2

为什么瘦身这么难?
——糖类有"很强的成瘾性"

过去很多人减肥失败的原因,是最初的方法论就错了。

长久以来,有着"想瘦就要控制热量"的说法。控制热量就要节食饿肚子,持续忍耐非常困难,因此反而吃得更多,这样的例子不胜枚举。对于那些仍在听从这一错误理论的人来说,瘦身困难是理所当然的。

另一方面,还有很多人虽然知道"胖是因为过多摄取了糖类",但还是瘦不下来。这些人总是先说"虽然我知道会胖",然后又说:

"剩下套餐里的大份米饭总觉得可惜。

"无论如何都想在午饭的时候吃拉面或是盖饭。

"品尝新推出的点心非常开心。

"喝清凉饮料对我调整情绪至关重要。"

米饭、面条、点心、清凉饮料……这些都是糖类的大集合。明知会发胖,还非喝、非吃不可。这到底是为什么,实在难以理解。

他们都基于这样的认识:"虽然只要好好控糖就能瘦,但因为意志不坚强薄弱,所以总是忍不住摄取喜欢的糖类"。

只要您还停留在这样的认识阶段，那您就无法实现瘦身。即使暂时控糖减掉了体重，马上还会反弹的。因为他们不知道真正本质性的理由，那就是"自己的大脑已经处于糖类成瘾状态"。

日本人的 BMI 如果超过 25，医学上就会判定为"肥胖症"，这是不折不扣的疾病。"肥胖症"一词是从现象上阐述了此病症。如果聚焦其产生的原因，可以改称其为"糖类依赖症"。

而且，糖类依赖症是属于大脑的疾病。

大脑决定了我们全部的行动。无论医学如何发达，只有大脑无法移植。如果给您移植了我的大脑，那您就不复存在了，就变成我牧田善二了。

正是如此，作为那个人本身的大脑，发出了所有的指令。

比如，您正在用右手的拇指翻书，那不是您的手在做，而是您的大脑让手那样做。

如果大脑患上了糖类依赖症，那么，无论您多想瘦下来，大脑都会发出与之相反的指令，"再多摄取些糖类"，于是您就只能服从。

瘦身困难是因为大脑出错了。如果您不把大脑治好，不治疗糖类依赖症，那么肥胖症也就无从治疗。特别是男子体重超过90kg，女子体重超过 75kg 的情况下，可以认为您是陷入了重度肥胖症。

■ 糖类成瘾很可怕

SNS（译者注：社交网络服务）、游戏、赌博、工作、恋爱等，这些依赖于行动的称为"成瘾行为"；而依赖于酒精、尼古丁、药物等物质的称为"物质依赖"。糖类依赖症属于物质依赖，和药物成瘾一样很难戒掉。

"不不不，再怎么说，也不能把肥胖和药物成瘾相提并论吧"，我想很多人会这样反驳。但是，正是因为您有这样天真的认识，所以才很难瘦下来。

无论是成瘾行为，还是物质依赖，依赖症都是一旦沉浸其中后就难以自拔的。据说斯蒂芬·乔布斯不给自己的孩子玩 iPad，毒品贩子自己绝对不吸毒。因为他们最了解成瘾有多可怕。

糖类依赖症也是一样。正因为人们只是吃了米饭、拉面这样再平常、再普通不过的食品，所以自己根本就不会意识到。发现得越晚，病情进展得就越快。

如果是药物成瘾的话，本人就会意识到："我做了显而易见的错事，但是戒不掉。"而且自己如果下决心戒掉的话，就可以采取"绝对不碰"的办法。

但是，我们根本不会想到会有碳水化合物成瘾这样的病症。即使认识到了，也不可能过上完全戒糖的生活。

也就是说，糖类依赖比其他依赖症侵蚀大脑的时间更长，因此也就越难治愈。

疑惑3

为什么减肥会反弹？
——被迫反复购买糖类食品

减肥瘦身，反弹是必不可少的过程之一。很多人挑战瘦身，然后反弹，就这样一次又一次地胖回去。

话说回来，为什么要反弹呢？其答案是："人的大脑使然。"

我简单说明一下这个原理。

为了延续生命，我们必须拥有一定的能量。而成为能量源的恰恰就是碳水化合物（糖类）。因此，人类天生就被设定了"摄取碳水化合物"的程序。

稍有一段时间没有摄入碳水化合物，血糖值下降，人就会变得焦躁。这时，就会听从大脑的指令，对摄取碳水化合物产生强烈的愿望。

而且，吃了碳水化合物以后，大脑的"奖励机制"就会启动，分泌出叫作多巴胺的激素，让您感到幸福："啊！太好吃了！真幸福啊！"

获得这种幸福感后，人就会更加积极地摄取碳水化合物，以防能量枯竭，让生命延续下去。

但是您不要忘记，这种程序是在遥远的旧石器时代完成的。

旧石器时代尚无农耕技术，人们靠狩猎和采集获得食物。所

序章
为什么总是减肥失败
医生回答您的"5个疑问"

11

获食物中能够成为能量的碳水化合物含量很低，因此，当时无论吃多少都不会过量。这样的时代持续了数百万年。

但是，在 1 万 ~ 2 万年前，农耕生活开始了。人类开始栽培小麦等碳水化合物，并实现了食物的保存。

即使如此，离所谓的"充裕"还差得远。除了部分特权阶级以外，大部分人还在与饥饿做斗争，还无法摄取到过剩的碳水化合物。因此，肥胖与一般人无缘。

然而，现代社会则不同，是一种"可以随便吃"的状态。而且，碳水化合物与其他食品相比更为廉价。

并且，如果您想实施控糖，大脑就会不断发出指令："干什么呢？赶紧吃碳水化合物啊！"您若是遵照大脑的指令，就会感到："啊！果然好吃！真幸福啊！"

您也许知道，那些药物成瘾的人就是明知不可以但还是会情不自禁。他们并不是"想达到嗨的状态"，而是想从药物断绝的痛苦状态中摆脱出来，恢复到正常水平的状态。

极端的肥胖者和上述情况相同，他们不摄取糖类，就会焦躁不安，感到忧郁。为了从这种状态中摆脱出来，他们就会忍不住去吃东西，陷入严重依赖症的状态。

在这种状态下，反弹是必然的。

■ 不是主动买，而是被迫买

加之现代社会中，大脑的奖励机制导致多巴胺分泌变得极端，具备了推进糖类依赖症的条件。

我在过去的著作中已多次谈及，现在有很多食品变成了工业制品。对食品厂商来说，最理想的生意就是能推出可以让消费者多次反复购买的商品。为此，在社会上增加糖类依赖症是最直接的。

例如，可乐就是一个典型的例子。可口可乐是 1886 年由药剂师彭伯顿发明的。最初的成分中含有古柯叶，而古柯叶中是含有可卡因的，不过后来被去除了。现在的可口可乐就是加入了含有叫作"焦糖 E-150d"的色素和企业秘制香料的糖水。这是原材料费便宜且运作高效的商业模式。

我并非要责难可口可乐。作为企业，追求利益是理所当然的。而且也不止可口可乐如此。

很便宜就能填饱肚子的比萨饼、点心面包。

冷冻后加工方便的饺子、炒面、乌冬面。

满是玉米糖浆的清凉饮料。

以小麦粉、土豆等为原料的零食点心。

消费者会开心地反复购买这些食品，所以超市和便利店都有销售。

至于为什么会反复购买，"因为好吃"只是表面理由，正确的解释是"因为患上了糖类依赖症"。

疑惑4

怎么做才能瘦下来呢?
——除了控制每天的糖类摄取量,别无他法

请您注意,这里隐藏着反弹的重大原因。

我们体重增加的理由在于碳水化合物(糖类)的过量摄取。

另一方面,减少碳水化合物的摄取会怎样呢?

首先,作为能量源的葡萄糖出现不足时,就会分解并使用肝脏和肌肉中储存的糖原。

但是,糖原的储存量是有限的。一旦枯竭,接下来就会不得已将脂肪细胞中的脂肪分解为脂肪酸,进一步分解为酮体,并加以利用。这样就可以减少皮下脂肪和内脏脂肪,从而实现瘦身。

也就是说,如果想瘦,就要保持一种必须用脂肪作为能量的状态。而且,必须大幅降低碳水化合物的摄取量。这是最佳且唯一的方法。

信奉热量限制的人,现在马上转变想法,开始着手控糖吧。

详细缘由容我后述。您只要把每天的糖类摄取量控制在60g以下,就一定会瘦下来。

不过,太胖的人由于陷入了重度的糖类依赖症,所以,突然减下来是不可能的。这种情况下,"欺骗大脑,循序渐进"是最为有效的。

具体来说，每天的糖类摄取量最初为 120g，习惯了以后逐渐控制为 100g，然后 80g……这样阶段性地递减。

这样最终控制在一天 60g 以下，持续 2 个月后，就可以认为糖类依赖症痊愈了。

话虽如此，但对于哪种食品中含有多少糖分，我觉得很难把握。

本书将在第二章中介绍食品的选择方法和具体的食谱，请您参考相关内容安排饮食。

另外，现在有意识地控糖的餐厅日益增加，各种控糖食品也在市场上销售，大家可以充分利用。

与此同时，让我们改变因琐事而摄取糖类的习惯吧。

■ 瞬间抬高血糖值的"危险饮品"

在那些因琐事而摄取糖类的习惯中，居首位的就是在小憩之时喝下的那些罐装咖啡、清凉饮料、能量饮料等。

例如，500mL 的可乐中含有 57g（相当于 14 块方糖）的糖。几乎所有的碳酸饮料中的糖类含量都很大，但是，由于碳酸的清爽感觉和其中的酸味剂的功效，我们常常被迷惑。

类似宝矿力水特的运动饮料也是如此。特别是盛夏，为了预防中暑，很多人喜欢经常喝运动饮料，其实喝水就足够了。

这些饮料都是液体，因此在胃里不需要消化，会直接在小肠内被吸收，瞬间使得血液中充满葡萄糖。结果引起血糖值急剧上升，容易患上糖尿病。

先从控制这些饮料开始，戒掉它们，改喝水和茶吧！

饮用咖啡和红茶时，请不要加糖。

去超市时，先定好买什么，尽量只买这些。不然就容易不小心买回些糖类含量多的东西。

没什么特别事情的话，不要顺路去逛便利店。因为一逛就容易情不自禁地去甜品柜台。看到美味的新品，大脑就会发出指令："快买下来吃掉！"

平时就要留意，不要在身边放甜食和碳水化合物，这一点很重要。点心、方便面，不要买回来存在家里。

总之，减肥就是和自己大脑做斗争。对大脑发出的"摄取糖类"的指令，有必要想方设法研究如何才能不听指挥。

尽可能向周围人宣布："我要控糖减肥。"这样就可以不用接受同事出差带回的点心等。

减肥最重要的就是"坚持"。前提是花时间长期作战，即使中途失败也不要沮丧，只要再继续坚持就可以了。

像这样，不要心急，只要减少糖类摄取量，您就一定能瘦下来。

如何避免反弹？
——用科学的方法改变行动，养成新习惯

胖人瘦身后变得很漂亮，令周围人刮目相看的例子不少吧！但是，他们大部分人会让周围人再次震惊："费了那么大的力气，好不容易瘦下来，怎么又胖回去了呢？"恐怕本人也会非常遗憾。

忍耐坚持那么久，好不容易瘦了下来，一切又都化为了泡影。这是因为，虽然暂时减轻了体重，但是并没有治愈大脑的糖类依赖症。

不仅是糖类依赖症，想从上瘾的状态中彻底摆脱出来，只是一时的是不行的，必须完全控制才有效果。

也就是说，对于不反弹的减肥，必须要弄清楚"是否得到了完全控制"，并且要好好把握为此而花费的时间。

大脑是非常缜密的器官。同时，其变化也要花些时间。

2009 年在英国完成的研究表明，大脑接受新习惯的过程平均需要 66 天。

无论什么习惯，"一周可以掌握""一个月可见效果"等，都是骗人的。

特别是减肥，短期集中进行是一定会失败的。有研究表明：糖类上瘾是可卡因成瘾的 8 倍，依赖性更高。

不承认这个现实，不反弹的减肥是绝对不可能的。掌握了正确的知识，并且切实完成必要的流程，只有这些人才能成功。

■ 不要依靠"干劲儿"

首先，您要意识到，问题不在于意志坚强或有动力。让我们尝试更科学的方法吧。

详细介绍请参看第二章。本书按照肥胖的程度（＝糖类依赖症的程度）分为 3 个阶段，进行各自最为适合的控糖计划。

遵从"应用行为分析"这种学问的流程，并令行为有所改变。这两者都是非常重要的，是要由此来改变大脑。

具体将按照以下流程推进。

① 明示目标

明确通过改变行动带来的期待感。例如，"体重减轻 10kg"等。进一步还可以设想"如果能减 10kg，就买 S 码的套装"。

② 观察

持续确认是否出现了追求的效果。每天称体重，增加的话，反思前一天的饮食内容，彻底观察自己的身体状况和每天身体发生的变化，并且将数据记录下来。每天的体重变化大致在 100 ～ 200g，因此，请使用能够显示到 100g 单位的体重计。

③ 强化行为

体重减轻后，要奖励自己，体会成就感。给自己一个除了食物以外的奖励，让自己有决心"更加努力"。比如可以买个很想要的饰品，或是看场电影。

相反，要彻底避免模糊目标、疏于观察、强化不必要的行为。

比如，零食点心如果放在很方便拿到的地方，那就很容易变成不知不觉中"就吃一点"，这是我们的大脑机制使然，所以必须避免。

这些对策不仅是针对糖类依赖，对摆脱所有依赖症都是有效的。

但是，请不要忘记糖类依赖症特有的诀窍。

如果想摆脱香烟或药物依赖症，总之只要戒掉就行，可以采取一切不接触的方法。

但是，我们不可能不吃饭。而且各种各样的食物中都含有糖类，特别是食品公司制作的食物中，也有为了不让人注意而悄悄添加的情况。

所以，在"摄取一定程度是理所当然的"这样的前提下，要采取一边蒙骗大脑一边减肥这种智慧的做法。

这是自己的大脑和自己的智慧之间的斗争。确实很难，但也可以说是一个很有趣的游戏。如果您能享受其中，那么反弹就会与您无缘了。

第 1 章

最大限度提高控糖效果的
7 大原则

最大限度提高控糖效果的 7 大原则

没有建立明确目标，只是大致含混不清地想"控糖"的人，有可能无法获得充分的减肥效果。这些人也许正在浪费宝贵的时间和精力。

因此，我从迄今为止诊疗过众多肥胖患者的医生的角度出发，向各位介绍 7 大原则。若您能有意识地实践这 7 大原则，就一定会获得满意的效果。

原则 1

摄糖量

60g ∕ d

原则 2

三大敌人

原则 3

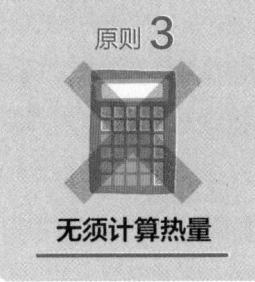

无须计算热量

原则 4

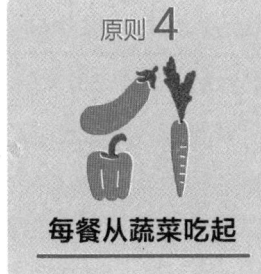

每餐从蔬菜吃起

原则 5

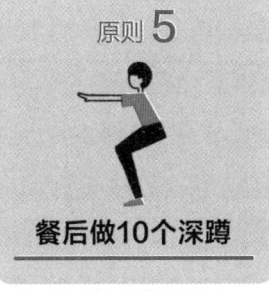

餐后做10个深蹲

原则 6

晚餐去掉糖类

原则 7

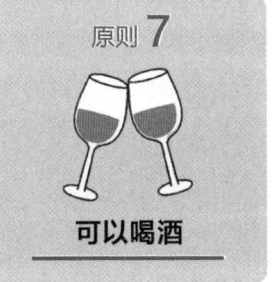

可以喝酒

糖类摄取量控制在每天 60g，谁都能瘦

我们以糖类为能量生存。如果减少碳水化合物（糖类）的摄取量，葡萄糖就会不足，肝脏和肌肉中储存的糖原会最先被分解利用。而当糖原被耗尽时，脂肪就会被分解为脂肪酸，进而变成酮体，作为能量源来使用。

因此，如果减少糖类摄取量就会燃烧脂肪，从而变瘦。

那么，减多少合适呢？只要将每天的糖类摄取量控制在 60g 以下，那么谁都可以每天减重 100 ~ 200g，从而逐渐变瘦。

这个数字是有明确依据的。

美国加利福尼亚大学旧金山分校进行了一项对比研究，以"严格控糖"与"和缓控糖"两组作为研究对象。严格控糖组每天严格将控糖目标定为 58g，而和缓控糖组则只是稍微减少摄糖量，没有严格的要求。

结果表明，和缓控糖组几乎没有瘦身效果；严格控糖组则 3 个月平均成功减了 5.5kg 体重。同时，胆固醇和甘油三酯都有所下降。

本书也遵从这个结果。

虽说要根据糖类依赖症的严重程度分阶段实施，但最终每天

的糖类摄取量要控制在 60g 以下。照此标准，谁都一定会瘦下来。

当然，我们这里所说的 60g 是指糖类量本身，并非是指 60g 米饭就等于 60g 糖类。

比如，刚刚出锅的 150g 大米饭（1 碗的量）中的糖类量约为 55g。这样一来，您就会明白，中午吃的盖饭等是过量的吧！

相反，与其喝清凉饮料，不如吃同等量的饭团更能获得满足感。

像这样，用您的聪明智慧好好计算一下，把每天的糖类摄取量减少到 60g 以下。这就是第一个原则。

原则2

压制阻碍减肥的三大敌人

无论您是从一开始就把控糖目标定为每天摄糖60g以内，还是想分阶段循序渐进逐步实施，每个人都要了解以下3个控糖的"劲敌"。

1 果汁、清凉饮料

在今后的人生中，再也不要喝果汁和饮料。同样是糖类，如果吃米饭、面包、面条这样的固体食物的话，在胃里消化的时间至少需要2小时。

但如果是液体的话，大量的葡萄糖就会瞬间被小肠吸收，造成血糖值急剧上升。于是，为了降低血糖值，身体就会大量分泌胰岛素，尽快将大量的葡萄糖转化为脂肪。

"100%的纯果汁是对身体有益的东西"，这是错误的。蔬菜汁也一样，为了能够更好喝，其中也加入了大量的糖。

在澳大利亚和英国等地，曾尝试让孩子不喝糖分过多的饮料，结果肥胖率都有所降低。仅仅改变喝的东西就能期待大大超出预想的效果。英国则从2018年开始针对含糖饮料收税（通称：砂糖税）。

2　点心

点心原本在自然界中是不存在的，它是人们创造出来的"为了发胖的食物"。

作为零食，我们推荐远古的祖先们就吃过的坚果类、含糖量少的奶酪，或者少吃些可可含量在 70% 以上的巧克力、水果等。水果一定不要榨成汁，带皮直接吃的话，其中的膳食纤维可以抑制血糖值的上升。

3　白米饭、白面包、面条

碳水化合物就是糖类。按照本书介绍的方法，比过去吃得更少些吧。

其中，精加工的粮食去除了膳食纤维，会导致血糖值容易上升，建议尽量避免。

糙米中除了含有膳食纤维外，还有维生素和矿物质。但是，如果加工成白米的话，就几乎变成了糖块。比起用白面做的面包、意大利面等，用全麦粉做的更好。

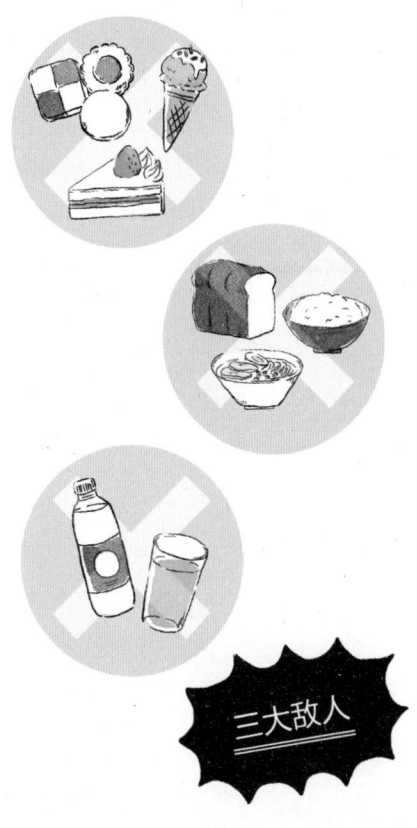

三大敌人

无须算热量，吃好就能瘦

"如果消耗的热量比摄取的热量低就会发胖，相反就能瘦下来。这不是理所当然的吗？"这个道理在相当长的一段时间内被说得像科学理论一般。

这种热量的信奉者们，每天计算食物的热量和日常活动（包括运动在内）所消耗的热量，并宣称"如果想瘦就要控制热量的摄取"。

但是，事情并非如此单纯。

自 1990 年起的 20 年间，在美国进行了大规模的调查研究，得出以下结论："摄取的热量增加与体重的增加不存在相关关系。"在进行此调查期间，美国的肥胖人数在持续增加，而据说人们摄取的热量几乎没有变化。

在英国也出现了同样的结果，并且反而得出了摄取热量减少，肥胖却在增加的结论。

为什么会出现上述情况呢？因为我们的身体在不断地发挥"代谢"这一重要的作用。

细胞的更新、消化和排泄，心率和体温的维持等，很多都在使用能量。而且，其消耗量随着所处状况的不同而产生变化。

另外，如果减少了热量摄入，身体就会自动调整能量的消耗，出现不怎么使用的情况。

　　也就是说，不能一概按照消耗了多少热量来计算。通过计算热量，忍受饥饿控制热量的摄入，这作为减肥方法，纯属无稽之谈。

　　根据不同饮食摄取的热量，决定是否会发胖。能够获得热量的有碳水化合物、蛋白质、脂肪这3种。

　　之前已经反复强调多次，令您发胖的是碳水化合物。只要控制碳水化合物的摄入，无须忍饥挨饿。多吃蛋白质和脂肪根本不会发胖。

　　或者说，充分摄取植物性食品、优质脂肪、蛋白质才更有利于健康瘦身。这才是应有的减肥方法。

最先吃蔬菜，最后吃主食

即使相同的饮食，"吃法"不同，血糖值的上升情况也会变得不同。

比如，您在午餐点了烤鱼套餐，包括米饭、味噌汤、烤鱼、焯拌菠菜等。

对喜欢碳水化合物的人来说，菜品只不过是用来下饭的"调味"配角，重要的是吃米饭。稍微喝一口味噌汤，然后就吃米饭。再稍微吃一口烤鱼，又马上吃米饭。这基本上都是从饭开始吃的饮食方法。

于是，碳水化合物迅速大量进入空荡荡的胃，不断被分解为葡萄糖，使得血糖值急剧上升。这是最容易发胖的吃法。

最佳的进餐顺序应该是首先吃焯拌菠菜，然后吃鱼，鱼吃得差不多的时候再吃米饭。

这样，胃里就先有了蔬菜的膳食纤维，接下来是鱼的蛋白质和脂类。

营造好这个状态以后再吃米饭的话，碳水化合物被分解为葡萄糖的速度就会降低，血糖值的上升曲线也会变得和缓。也就是说不容易胖。

而且，米饭放在最后吃，很有可能就吃不下了，剩下一些。这样，碳水化合物的摄入总量也会减少，体重也会相应下降。

无论什么套餐、什么饭菜都是同一原则。

首先吃蔬菜，然后吃蛋白质或脂肪较多的菜品，碳水化合物放在最后，尽量少吃。

控制血糖值急剧上升的进餐方法

蔬菜　　　　　　蛋白质　　　　　　碳水化合物

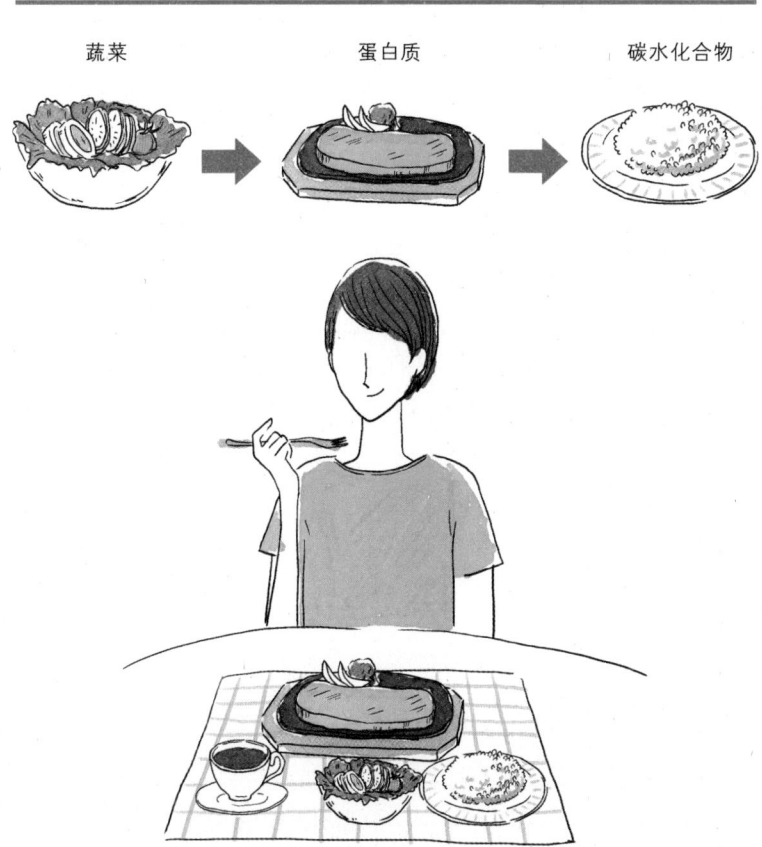

餐后立即稍加运动

我们发胖是由于身体为了控制因饮食而上升的血糖值而大量分泌胰岛素。

甜的东西自不用说，吃了碳水化合物后，也会全部分解为葡萄糖，使血糖值上升。而且，无论怎么留意，无论多么低糖的饮食，都会含有一定的糖类。所以，饭后血糖值都会或多或少地有所上升。

但是，我们已经知道，餐后立即运动的话，就可以抑制血糖值的上升。因此，餐后立即运动对减肥非常有效果。

不过一定要"餐后立即"运动。如果是"餐后1小时以上"，血糖值已经上升了，就没有意义了。

而另一方面，运动时间短倒没关系。最好是做深蹲，每组10次，做3组就挺有效。而且如果是1次12秒的"慢速深蹲"，因为强度较高，所以只做10次1组即可。

无论哪种，都只需5分钟就能完成。

如果是走步的话，就快步走20分钟。不过，因为肌肉运动比有氧运动葡萄糖的消耗量更大，所以深蹲最为适合，或者上下楼梯、练习踢腿或下劈，或者使用健身踏步机锻炼肌肉也是可以的。

从以前开始大家都说"运动对减肥有效"。不过，那说的是"运动可以消耗热量"。但是，运动本身能够消耗热量等也很有限。希望通过运动来燃烧脂肪变瘦，那是不可能的。

让我们高效瘦身吧！餐后稍加运动比走1万步更能获得良好的效果。

餐后即稍动，体重不易增！

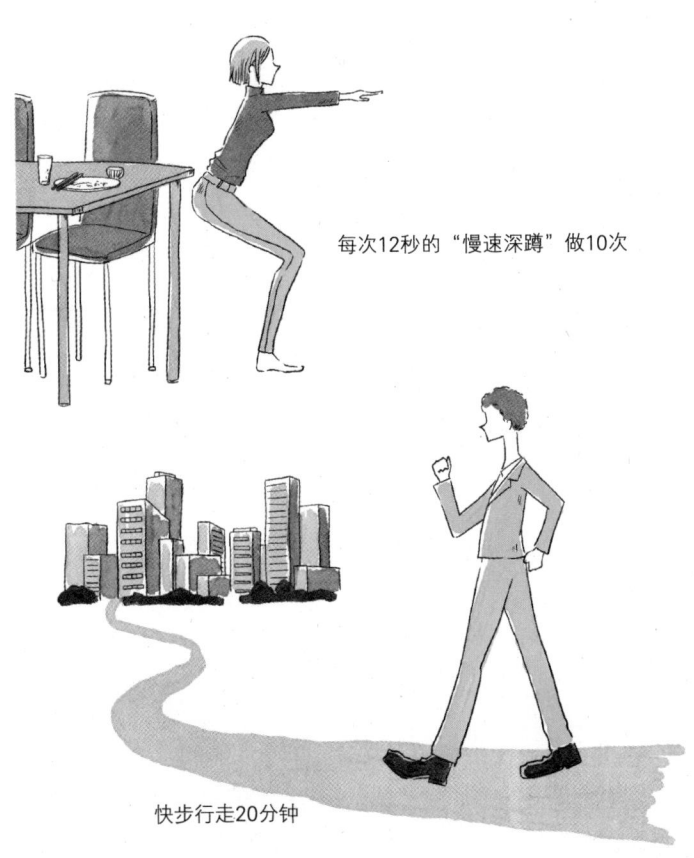

每次12秒的"慢速深蹲"做10次

快步行走20分钟

晚上不吃糖类

已经决定了糖类摄取量是每天 60g，而吃的时间不同，瘦身效果也会有所变化。

结论就是，晚上最好不要吃糖类。

因为晚餐后就会睡觉，身体不运动，大脑也不思考。不动的时候，能量消耗自然会减少，葡萄糖消耗最大的器官——脑也会休息。

因此，睡眠期间几乎不需要葡萄糖，晚餐中摄取的多余葡萄糖都会转换为脂肪储存起来。

所以，如果一天中哪怕只想吃一点点米饭、面包等碳水化合物的话，请安排在早餐或午餐。喝完酒后再吃碗拉面，是最糟糕的。

虽说如此，有时候晚餐也有必须吃糖类的情况出现，那就在晚餐后立即稍微运动一下吧！

在接待客户的酒席上，请尽量把碳水化合物和甜品剩下不吃！

如果非吃不可，那就要下点工夫，比如趁大家不注意的时候去一下洗手间，赶紧做一下高强度的深蹲等。

另外，理想的是晚餐后到睡前能空出 4 个小时左右不进食。一般情况下，吃下去的食物完全被消化吸收需要约 4 个小时，如果在此期间睡觉的话，第二天早上起床的时候就会感到胃不舒服。

原则7

能喝酒的人就喝吧，不会胖

认为肥胖的原因是摄入热量过多的人，主张饮酒是减肥的大敌，因为酒精的热量很高。

但是，让我们发胖的是令血糖值上升的糖类，并不是热量。所以，人们并不会因为酒精而发胖。

不仅如此，实际上酒精还有助于减肥。

在值得信赖的美国医学杂志上刊登了一篇颇有趣味的研究论文。其研究对象分三组：只吃面包组、吃面包喝啤酒组，以及吃面包喝葡萄酒或杜松子酒组，实验比较了这三组的血糖值上升程度和胰岛素分泌量。

该研究结果表明：只吃面包时，血糖值上升的程度和胰岛素分泌量均高居首位；其次是喝啤酒的一组；而喝葡萄酒或杜松子酒组的血糖上升值和胰岛素分泌量都控制得非常低。

啤酒比葡萄酒或杜松子酒的含糖量高，所以居于第二位是可以理解的。但是，喝了葡萄酒或杜松子酒时，竟然比什么也不喝得出更好的结果。这一点令人惊讶。

再有，2004 年德国发表的研究表明，干白葡萄酒对减肥有效。虽然红酒也含有多酚等对健康有益的成分，但我认为有可能是白葡萄酒中的酒石酸这种物质对减肥有效。

我自己晚餐时喜欢喝干白葡萄酒。而且，第二天早上的血糖值会控制在较低值。这一点是我亲自验证过的。

我的患者们也一直在各自测定餐后血糖，也都非常了解这一点：酒精有助于降低血糖值。

能喝酒的人晚餐时就喝点酒享受一下吧！清酒或黄酒和啤酒一样，含糖较多，所以推荐葡萄酒或蒸馏酒。

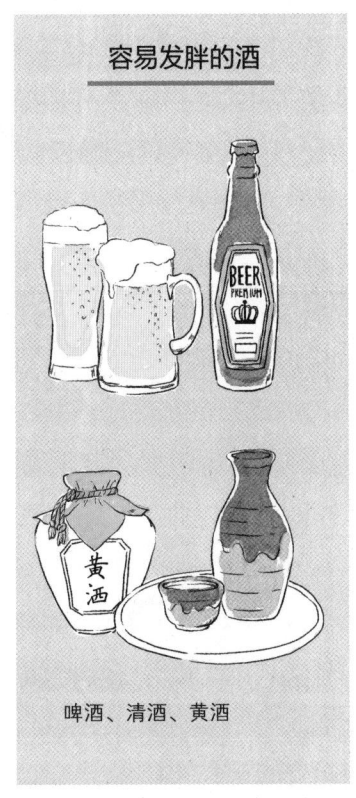

容易发胖的酒

啤酒、清酒、黄酒

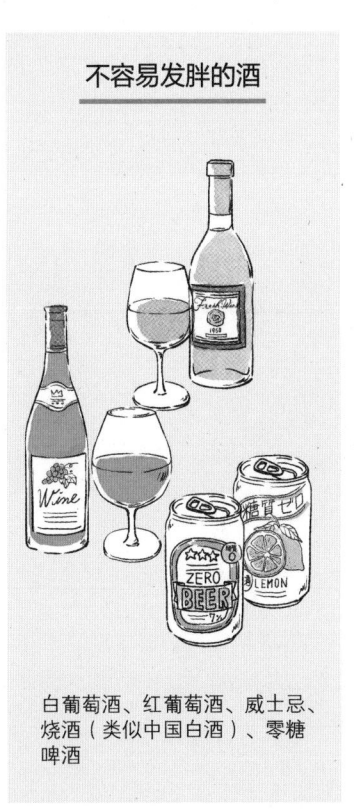

不容易发胖的酒

白葡萄酒、红葡萄酒、威士忌、烧酒（类似中国白酒）、零糖啤酒

第 2 章

牧田式减肥实践篇——健康瘦身！
"7 天控糖程序"

准备1

明确掌握 BMI

世界普遍采用 BMI（体重指数）判定肥胖程度。其由以下公式推导得出。

BMI = ［体重（kg）］÷［身高（m）× 身高（m）］

举个例子，一个人身高 160cm，体重 55kg，55÷（1.6×1.6），此人的 BMI 约为 21.5。

在肥胖大国美国，BMI 达到 30 以上时判定为肥胖，但这个标准非常宽松。日本的标准是"BMI 在 25 以上者为肥胖"。

那么，具体来说 BMI 为 25 的人会是什么样的体形呢?

从大致的平均身高来看，男子身高 172cm，体重 75kg；女子身高 158cm，体重 63kg。这是看上去感觉"胖"的水平。不过，在日本这样的人，男性占 30%，女性占 20%。

另一方面，日本厚生劳动省认为的"适中体重"是 BMI 为 22。也就是说，BMI 为 23 时也属于偏胖。具体就是男性身高 172cm，体重 68kg；女性身高 158cm，体重 58kg。像这样比例的人在您的周围一定有不少吧。也就是说，日本正在成为肥胖大国。

另外，虽然"适中体重"的 BMI 为 22，但很多女性理想的"美容体重"的 BMI 是 20，而更为苗条的"模特体重"BMI 为 18 左右。

请参下表，其中按照男女（妊娠女性除外）及年龄段分别显示了日本人的身高、体重及 BMI 的平均值。

女性中，26～29 岁年龄段的 BMI 接近美容体重。也就是说，日本的年轻女性保持苗条身材的人很多。可是随着年龄的增长，体重逐渐增加，到 40 多岁时，很多人都要减肥了。

而男性的情况怎么样呢？他们从 20 多岁起就已经挺胖了，40 多岁达到顶峰。

这就是日本人的肥胖现状。

日本人的平均身高和平均体重

男性				
年龄	平均身高（cm）	平均体重（kg）	BMI	适中体重（BMI：22）
26～29 岁	171.8	70.4	23.9	64.9
30～39 岁	171.5	70.0	23.8	64.7
40～49 岁	171.5	72.8	24.8	64.7
50～59 岁	169.9	71.0	24.6	63.5
60～69 岁	167.4	67.3	24.0	61.7
70 岁以上	163.1	62.4	23.5	58.5

女性					
年龄	平均身高（cm）	平均体重（kg）	BMI	适中体重（BMI：22）	美容体重（BMI：20）
26～29 岁	157.9	53.4	21.4	54.9	49.9
30～39 岁	158.2	54.3	21.7	55.1	50.1
40～49 岁	158.1	55.6	22.2	55.0	50.0
50～59 岁	156.9	55.2	22.4	54.2	49.2
60～69 岁	154.0	54.7	23.1	52.2	47.4
70 岁以上	149.4	51.1	22.9	49.1	44.6

（注）孕妇除外。

出处：数据根据《令和元年国民健康·营养调查》（日本厚生劳动省）计算得出。

重点是 6kg 和 20kg

请再看一下前面的表格。

日本男性肥胖者最多的是 40 多岁这个年龄段，实际平均体重为 72.8kg。而与平均身高（171.5cm）相对应的适中体重（BMI 为 22）为 64.7kg，与之相比差 8.1kg。

那么，50 多岁的人情况如何呢？与平均身高相对应的适中体重（BMI 为 22）为 63.5kg，而实际为 71.0kg，相差 7.5kg。

下面再来看看女性的情况。

女性从闭经后开始发胖，特别是 50 多岁后，基础代谢大幅下降，"很难瘦下来"的烦恼日益增加。

另外，很多女性不满足于适中体重，都希望能尽量接近美容体重。

例如，50 多岁的女性，与平均身高（156.9cm）相对应的适中体重（BMI 为 22）为 54.2kg。而实际平均体重为 55.2kg，相差仅 1.0kg，差距并不太大。

但是，女性的理想的美容体重（BMI 为 20）为 49.2kg，6.0kg 的差距就有点大了。

40 多岁的男性，希望减重 8.1kg。

50 多岁的男性，希望减重 7.5kg。

50 多岁的女性，希望减重 6.0kg。

就像这样，对于很多考虑减肥的人来说，6 ~ 8kg 就是一个重要的关口。应该有很多人都这么想："要是能瘦 6kg 就好啦！"

另一方面，从我医生的角度来说，还有一个 20kg 的重大关口。明明比平均体重超出 20kg 以上，也就是说，男性约 85kg，女性约 75kg，体重超过这个数值的人已经陷入了相当严重的糖类依赖症，所以有必要采取特别有针对性的减肥法。

确定个性化目标

　　牧田式控糖减肥法基于上述 6kg 和 20kg 为两大关口，考虑分为以下 3 个模式。

　　模式 A　　希望减重 6kg　　　　轻度糖类依赖症

　　模式 B　　希望减重 6 ~ 20kg　　中度糖类依赖症

　　模式 C　　希望减重 20kg 以上　　重度糖类依赖症

　　那么，请您确认一下自己属于哪个模式。

　　按照"准备 1"中介绍的 BMI 算式反向推算即可。

　　适中体重 = 身高（m）× 身高（m）×22

　　美容体重 = 身高（m）× 身高（m）×20

　　拿我的一个熟人为例，他是某公司的经营者，50 多岁，身高168cm，适中体重（1.68×1.68×22）约 62kg。但是，他的实际体重为 74kg，为了健康须减重 12kg，所以适合模式 B。

　　顺便一说，他儿子才 30 岁，身高 170cm，体重 87kg。适中体重（1.7×1.7×22）约 64kg，于是就请他挑战减重 23kg 的模式 C。

　　还有一位是在公司上班的 50 多岁的女性，身高 155cm，适中体重（1.55×1.55×22）约 53kg。如果以美容体重为目标，那么就是（1.55×1.55×20）约 48kg。

　　她对我说："我想减到 48kg 左右。现在勉强维持在 53kg 以下，但是想再苗条一点。"这样算来，她应该是希望再减重 4 ~ 5kg，这样的话就是模式 A。

这位女性如果单从健康层面来考虑的话，维持现有体重就可以了。但是，如前所述，考虑到今后由于闭经、基础代谢低下而容易发胖，希望她掌握模式 A 的减肥习惯，这对今后维持健康大有益处。

当然，男性以美容体重为目标也可以。

首先好好确定您的目标吧。

目标体重的确定方法

体重（kg）÷ 身高（m）÷ 身高（m）= BMI

| | ÷ | | ÷ | | = | |

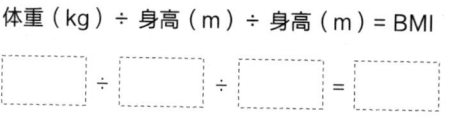 BMI 25以上的人，体重就已经大幅超过了适中体重，需要特别注意！

在意肥胖的人的目标体重参考值

身高（m）× 身高（m）× 22 = 适中体重（kg）

| | × | | × 22 = | |

以好看的身体线条为目标的人的目标体重参考值

身高（m）× 身高（m）× 20 = 美容体重（kg）

| | × | | × 20 = | |

例: 身高160cm, 体重55kg人的情况

● BMI　　　　55（kg）÷1.60（m）÷1.60（m）= BMI 21.5
● 适中体重　　1.60（m）×1.60（m）×22=适中体重56.3（kg）
● 美容体重　　1.60（m）×1.60（m）×20=美容体重51.2（kg）

模式A → 想瘦 6kg 的人

　　适合模式 A 的人，在实施控糖时并不用太辛苦就能瘦，因为其糖类依赖症还处于轻度阶段。控制碳水化合物摄入本身，并不会成为很大的痛苦。所以，减重目标设为 6kg 的话，比较容易保持积极性。

　　以模式 A 进行减肥的您，请尝试立刻将糖类摄取量控制在一天 60g 以内。即使无法准确严密地测量糖类含量，也请以本章所介绍的食谱、附录中的《食品糖类含量速查表》为依据来挑战一下。

　　对这些通过模式 A 想减较少体重的人，为什么从最初就实施一天 60g 的严格控糖呢？那是因为这样做的效率最高。

　　如前所述，研究表明，和缓控糖很难获得效果。相反，如果严格遵守 1 天 60g 的话，体重确实会下降，请一定坚持达到目标体重。

　　达到目标体重以后，也一定要坚持每天称体重。而且减到目标体重以后，控糖稍稍缓和也可以，比如可以吃些喜欢的米饭、面包和面条等。

　　如果能够把糖类控制在一天 100g 以下，就能降低增重的风险。请尝试将此作为参考目标。

如果体重又稍微增加的话，就应再次减少碳水化合物的摄取量。

像这样，每天称体重并据此调整所吃碳水化合物的量，就能一直保持所期望的体重。的确，您的体重就在您的掌控之下。

请注意，即使对于选模式 A 的人们，第 78 页介绍的"致无法坚持减肥的人——为实现持续控糖的建议"也会大有帮助。

减肥期间，如果遇到"体重有点降不下来了""这样下去可能会失败"等情况时，请一定要尝试各种各样的方法。

模式B →	想瘦 6 ~ 20kg 的人

需要以模式 B 减肥的人，一定已经陷入了糖类依赖症。不过，可能程度各有不同。

要在治疗糖类依赖症的同时减轻体重，需要做好"打持久战"的准备。如果平均每天能减 100g 当然最好，但就算不那么贪心，1个月能减 1kg 就是重大成功了。即使您想减 18kg，如果每个月能减 1kg，那也只要一年半就能实现目标。

首先，要排除焦躁的情绪。

而且，请从一开始就将每天的糖类摄取量控制在 60g。请参考本章介绍的食谱和本书附录的糖类含量表，充分利用市面上销售的低糖食品尝试挑战。

不过，与模式 A 的人相比，模式 B 的人的糖类依赖症更为严重，想减掉更多的体重，所以更加容易中途受挫而失败。因此，请充分理解第 78 页所述的"致无法坚持减肥的人——为实现持续控糖的建议"，尽量采取其中的方法。

在减肥期间，虽然体重可能会稍有增加，但如果持续坚持下去会再度下降。所以，不放弃是非常重要的。

另外，食品中含有意想不到的糖类，所以建议您利用日历做好记录。体重减轻的日子画"○"，体重不变的日子画"—"，体重增加的日子画"×"。如果体重增加了，就对照反思前一天的饮食，查找原因。

反复做这些事情的话，就会知道"某食物中糖分多"。这样就更加容易控制体重。

即使忍不住吃了很多的碳水化合物，也不要自暴自弃觉得"已经不行了"。餐后尽量马上做深蹲或快步走，这样就能抵消掉。

模式C ➤ 想瘦 20kg 的人

不得不选择此模式的人，已经明显陷入了重度糖类依赖症。因此，挑战一般的减肥计划是一定会失败的。

首先，从脱离重度糖类依赖症开始吧！

为达此目标，请您想象一下"如果瘦身达到了目标体重会有怎样的好事"，一定会有很多美好的事情。请把这些写在本子上，向自己和周围人表明您强烈的决心。

彻底改变喝的东西，所有清凉饮料、果汁饮料等含糖饮品都不要再喝，喝水或不含糖的苏打水都行。

因为从液体中摄取的糖类最容易被吸收，而且还没有饱腹感。有研究报告显示，人造甜味剂会使患痴呆和脑卒中的风险增加约2倍，所以还是不要再喝了。

而且，每天的糖类摄取量要控制在120g以下。由于不可能和其他模式一样一下子减至60g，所以要分阶段实施。

120g以下的话，如果不做特别高强度的运动是不会瘦的，但也不会再继续发胖。首先，要停止继续发胖的状态。

如果每天的糖类摄取量能控制在120g以下，就再减至100g以下。实现这个控制水平后，体重就会平均每天减少50g左右。如果能在餐后做一下深蹲等运动，或许每天可以减 100g 左右。

如果每天糖类摄取量控制在 100g 以下也没问题的话，就可以认为基本摆脱了重度糖类依赖症。

从这个阶段开始，将进入正式减重阶段，逐渐将糖类摄取量降至每天 60g。

最重要的是不焦不躁地分阶段实施，以每个月 1 ~ 2kg 稳步减重为目标吧。如果只是"想快点瘦下来"，在还没有摆脱重度糖类依赖症时就严格控糖的话，必定会失败，导致体重大幅反弹。那是一种伤害您自己身体的行为，所以首先摆脱糖类依赖症吧！

确定每天主食的上限

如果能将每天的糖类摄取量控制在 60g 以下，无论谁都能瘦。

不过，也许有人会觉得严格计算糖类非常麻烦，那就先只关注主食吧。

之所以这样推荐，是因为大多数人每天摄取的糖类中，一半以上是来自米饭、面包、面条等主食。

如果按照本节介绍的量去控制主食，每天的糖类就应该很容易控制在 60g 以下。一天中从主食摄取的糖类参考值为 60g 的一半，即 30g。余下的 30g 糖类就可以考虑从主食以外的饮食中自然摄取。

对于"想要保持体重、慢慢减肥"的人，糖类量的参考值为每天 100 ~ 120g。这里介绍的量是每天 2 次主食的总摄取量。

将一天的主食的糖类摄取量控制在 30g 以下

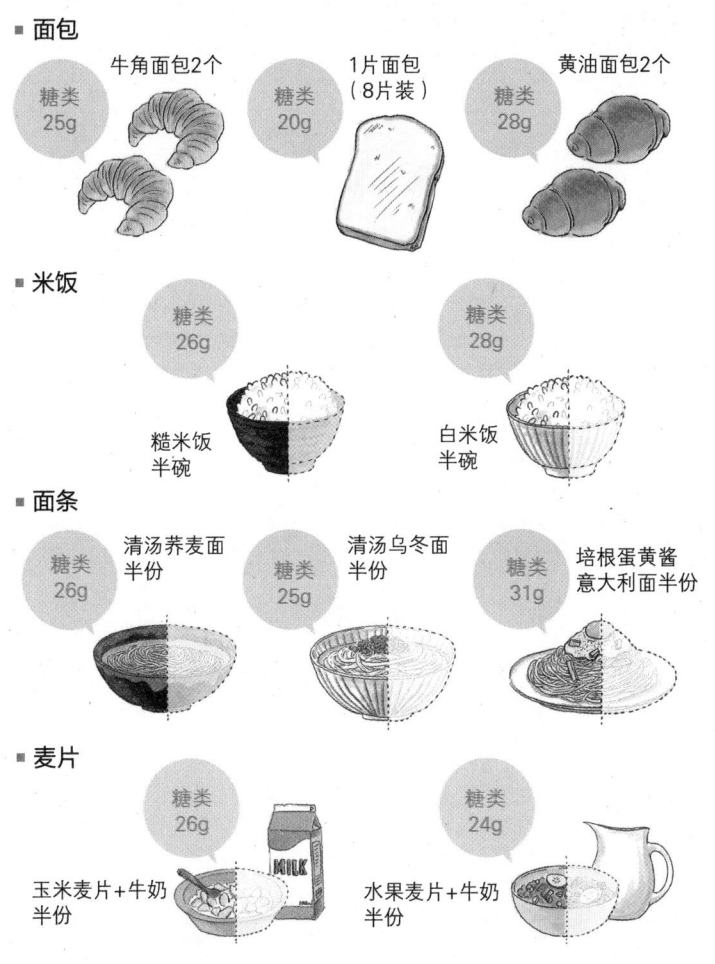

- 面包

牛角面包2个
糖类 25g

1片面包（8片装）
糖类 20g

黄油面包2个
糖类 28g

- 米饭

糖类 26g
糙米饭半碗

糖类 28g
白米饭半碗

- 面条

糖类 26g
清汤荞麦面半份

糖类 25g
清汤乌冬面半份

糖类 31g
培根蛋黄酱意大利面半份

- 麦片

糖类 26g
玉米麦片+牛奶半份

糖类 24g
水果麦片+牛奶半份

仅在早上或中午吃主食，并且"只吃一半"

"想马上变瘦！"

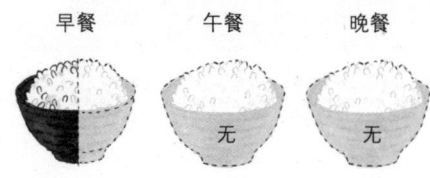

早餐	午餐	晚餐
	无	无

一天的糖类量控制在60g以下

如果每天的糖类量控制在 60g 以下，无论谁都能瘦。为此，早餐的主食控制在一半以下，午餐和晚餐不吃主食。

午餐一般大多在外面吃，不方便选择低糖食谱的人，也可以早餐不吃主食，午餐的主食吃一半以下。按照自己的生活方式，尝试选择容易实践的方式即可。

因为晚上几乎不消耗能量，所以晚餐尽量避免吃碳水化合物。

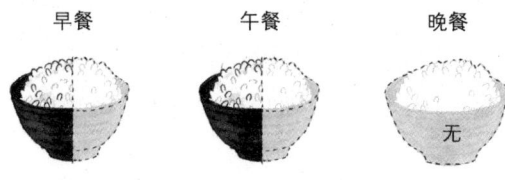

"想保持体重!"　　　　"想慢慢地减轻体重!"

早餐　　　午餐　　　晚餐

无

一天的糖类量控制在100～120g

　　每天的糖类量控制在 100 ～ 120g，就可以缓慢减重。

　　这个模式推荐给那些很难一下子将每天的糖类量控制在 60g 以下，又想防止反弹的人。

　　将早餐和午餐的主食分别控制在一半以下。因为晚餐后不活动，所以不要吃主食。

　　从清凉饮料和含糖较多的点心里摄取的糖类比主食还要高，所以一定要注意。

增加主菜和配菜代替主食

如果只是减少主食的话，肚子就会很饿，这样就很难持续减肥。每天享受美食的人，才能坚持减肥。

如果减少主食的话，请尝试增加一道主菜或配菜。

建议添加肉类或鱼贝类、大豆制品、蛋类、乳制品、蔬菜、菌类、海藻等，这些食品即使多吃也不会发胖。

比如，如果主菜是肉，那么就可以增加一道鱼贝类、蛋类、豆腐等的主菜。蛋白质是构成人体的材料，是非常重要的营养素，所以要摄取丰富的蛋白质。

要是配菜和汤的话，尽量多吃蔬菜、菌类、大豆制品、海藻。它们富含膳食纤维，具有使糖的吸收变得平稳的功效。而且，其还含有促进代谢的维生素、矿物质等，有助于减肥。

■ 一般的食谱

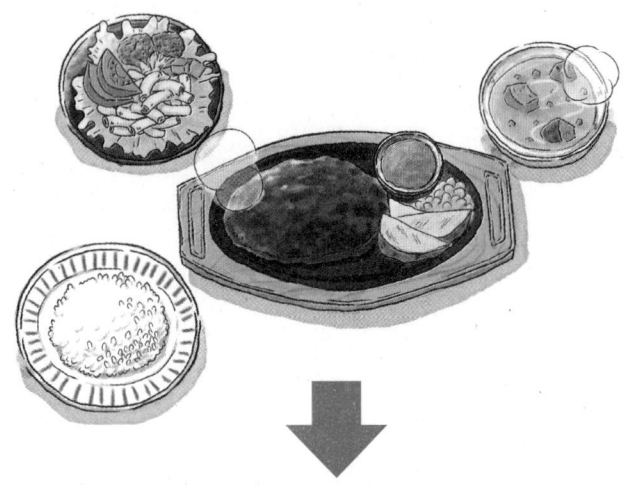

⬇

增加一道主菜代替主食

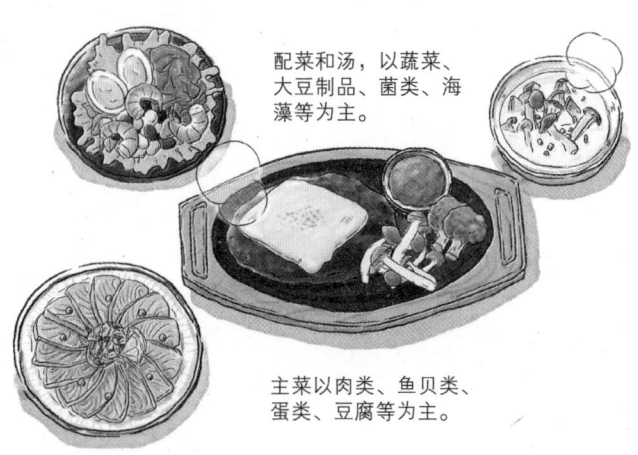

配菜和汤，以蔬菜、大豆制品、菌类、海藻等为主。

主菜以肉类、鱼贝类、蛋类、豆腐等为主。

多吃也能健康变瘦的食品的选择方法

主菜

充分摄取蛋白质

肉类
鸡肉、猪肉、牛肉、羊肉、生火腿等

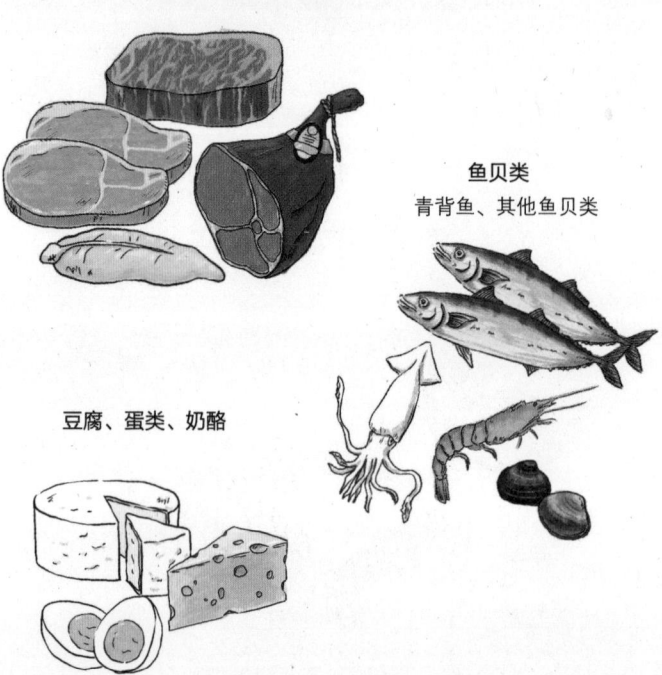

鱼贝类
青背鱼、其他鱼贝类

豆腐、蛋类、奶酪

配菜、汤

充分摄取膳食纤维和维生素等

蔬菜（以叶类蔬菜为主）

圆白菜、生菜、菠菜、葱、西蓝花、青椒、豆芽、小松菜、奶油生菜、茼蒿、秋葵、芦笋、四季豆、牛油果等

大豆制品

纳豆、毛豆、豆腐、油炸豆腐、青豌豆

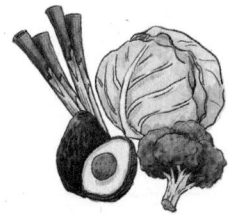

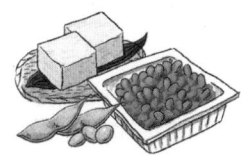

菌类

香菇、金针菇、蟹味菇、滑子菇

海藻类

紫菜、裙带菜、海带、羊栖菜、海蕴

调料

食用油、黄油、盐胡椒、酱油、味噌、醋、香辛料

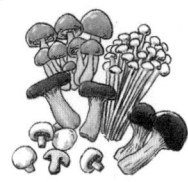

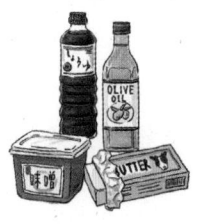

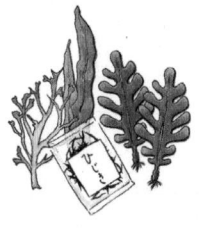

主食减半好好吃

▪ 易发胖的早餐

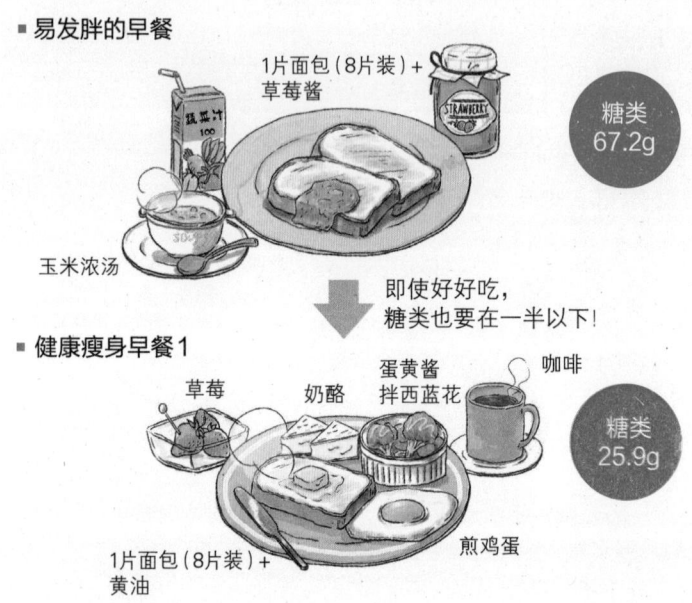

1片面包（8片装）+
草莓酱

糖类
67.2g

玉米浓汤

即使好好吃，
糖类也要在一半以下！

▪ 健康瘦身早餐1

草莓　奶酪　蛋黄酱拌西蓝花　咖啡

糖类
25.9g

1片面包（8片装）+
黄油

煎鸡蛋

早餐要点

• 面包、米饭减半，其他食品充足。

• 蛋类富含蛋白质且糖类少，是减肥好帮手。

• 乳制品中，奶酪、黄油属于低糖类，推荐食用。

■ 健康瘦身早餐2（日式）

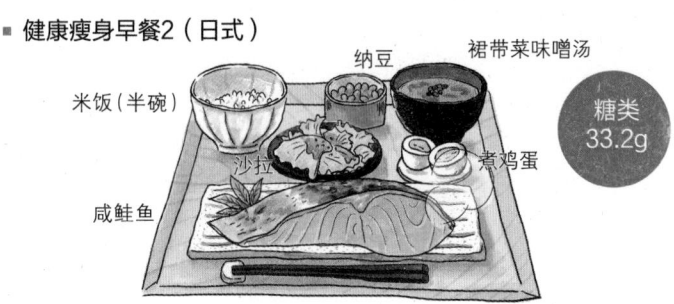

米饭（半碗） 纳豆 裙带菜味噌汤

沙拉 煮鸡蛋

咸鲑鱼

糖类
33.2g

■ 健康瘦身早餐3（不含主食）

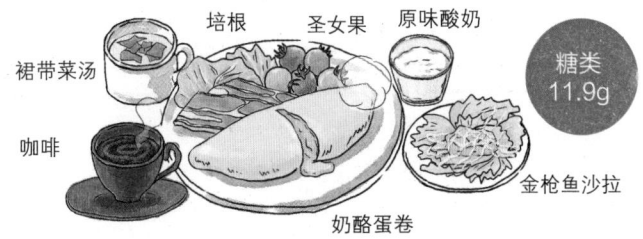

培根 圣女果 原味酸奶

裙带菜汤

咖啡

奶酪蛋卷 金枪鱼沙拉

糖类
11.9g

- 速食汤、果汁饮料等升糖速度比米饭和面包还快，是减肥的大敌。

- 为了补充维生素，可以吃蔬菜、水果。因为水果含糖类很多，所以推荐早晨吃，晚上最好不要吃。

- 午餐吃主食的人，早餐就去掉主食。

避免米饭或面条的单品，要添加主菜或配菜

■ 易发胖的午餐

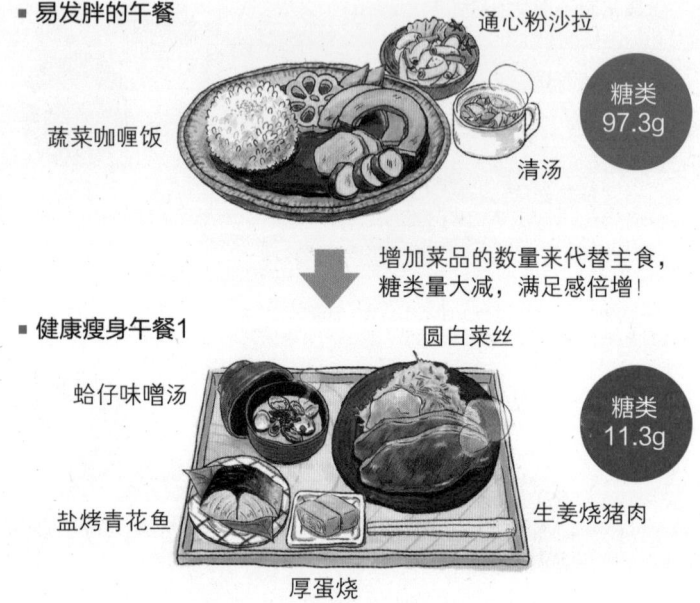

通心粉沙拉

蔬菜咖喱饭

清汤

糖类
97.3g

增加菜品的数量来代替主食，
糖类量大减，满足感倍增！

■ 健康瘦身午餐1

圆白菜丝

蛤仔味噌汤

糖类
11.3g

盐烤青花鱼

生姜烧猪肉

厚蛋烧

午餐要点

• 避免单一的咖喱饭、盖饭、面条等，最好搭配单点的菜品。

• 想多吃些的人，可以除去主食后点2道主菜代替。最好从肉
  类、鱼类、蛋类、豆腐等中选2道主菜。

■ 健康瘦身午餐2

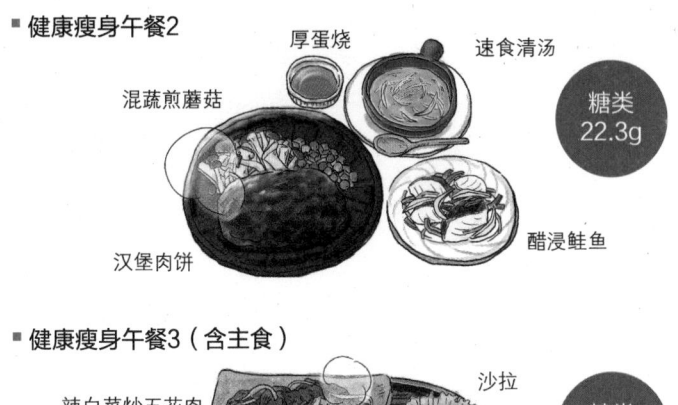

厚蛋烧

速食清汤

混蔬煎蘑菇

糖类
22.3g

醋浸鲑鱼

汉堡肉饼

■ 健康瘦身午餐3（含主食）

辣白菜炒五花肉

沙拉

糖类
38.4g

米饭（半碗）

裙带菜味噌汤

日式凉拌豆腐、
麻油拌豆芽

- 严禁吃饭速度过快。先吃蔬菜能获得饱腹感，血糖值的上升
  也会变得平稳。
- 早餐不吃主食的人，午餐可以吃主食。建议米饭只吃半碗。
- 比起去餐厅用餐，利用便当或外卖的熟食、半成品等更容易
  选择搭配食谱，也更容易控糖。

以酒佐餐，慢慢进食

■ 易发胖的晚餐

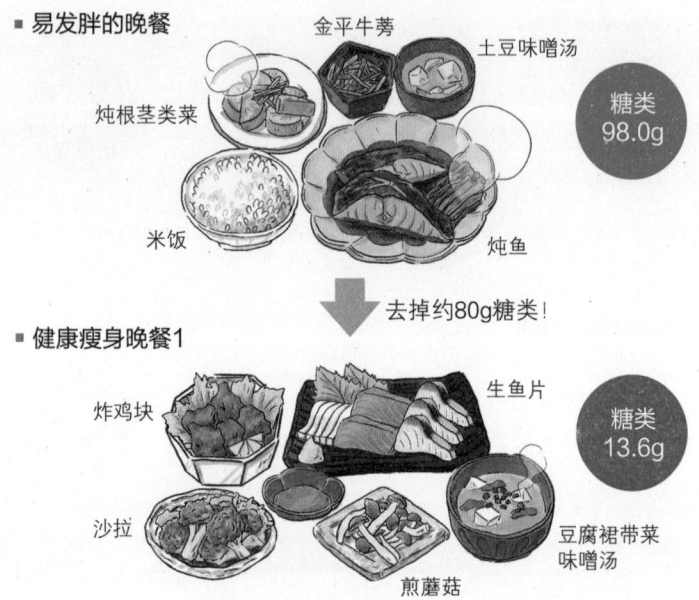

金平牛蒡

土豆味噌汤

炖根茎类菜

糖类
98.0g

米饭

炖鱼

去掉约80g糖类！

■ 健康瘦身晚餐1

炸鸡块

生鱼片

糖类
13.6g

沙拉

豆腐裙带菜
味噌汤

煎蘑菇

晚餐要点

- 由于晚餐后几乎不活动，所以要特别有意识地控糖，不吃米饭、面包、面条等。
- 日式炖鱼、炖菜等加入了糖、味醂等调料，其中含有大量糖类，要注意。

■ 健康瘦身晚餐2

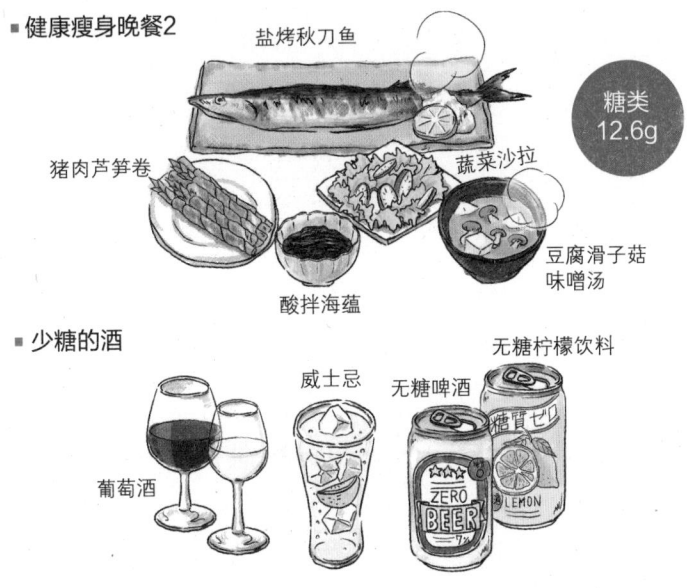

盐烤秋刀鱼

糖类
12.6g

猪肉芦笋卷

蔬菜沙拉

酸拌海蕴

豆腐滑子菇
味噌汤

■ 少糖的酒

无糖柠檬饮料

威士忌

无糖啤酒

葡萄酒

ZERO BEER

LEMON

- 胡萝卜、白萝卜、薯类等根茎类蔬菜中富含糖类。尽量多吃叶类蔬菜，不要偏重根茎类蔬菜。

- 调味时尽量利用高汤、香料、盐胡椒、黄油、醋等。番茄酱、沙司等中有很多糖。

- 喜欢饮酒的人请喝葡萄酒、蒸馏酒（烧酒、威士忌）。放慢用餐速度，慢慢吃可以防止吃得过多。

每天糖类摄取量控制在 60g 以下的 7 日食谱

	星期一	星期二	星期三
早餐 碳水化合物 早上吃	·1 片面包（8 片装） ·黄油 ·煎鸡蛋 ·卡蒙贝尔奶酪 ·蛋黄酱拌西蓝花 ·草莓 ▶ **糖类约 25g**	·米饭（半碗） ·烤咸鲑鱼 ·煮鸡蛋 ·纳豆 ·蔬菜沙拉 ·裙带菜味噌汤 ▶ **糖类约 33g**	·1 片面包（8 片装） ·奶酪蛋卷 ·培根 ·金枪鱼生菜沙拉 ·圣女果 ▶ **糖类约 26g**
午餐 不吃主食 增加几道主 菜和配菜	·炸鸡块 ·炒菜 ·芝麻拌菠菜 ·日式凉拌豆腐 ·蚬贝味噌汤 ▶ **糖类约 19g**	·生姜烧猪肉 ·盐烤青花鱼 ·厚蛋烧 ·圆白菜丝沙拉 ·蛤仔味噌汤 ▶ **糖类约 11g**	·炸竹荚鱼 ·油炸豆腐 ·蔬菜沙拉 ·干鲣鱼拌秋葵 ·白菜油豆腐味噌汤 ▶ **糖类约 21g**
晚餐 特别有意识 地减糖	·盐烤秋刀鱼 猪肉芦笋卷 ·蔬菜沙拉 ·酸拌海蕴 ·豆腐滑子菇味噌汤 ▶ **糖类约 13g**	·炸鸡块 ·生鱼片拼盘 ·西蓝花、奶油生菜 ·煎蘑菇 ·裙带菜味噌汤 ▶ **糖类约 14g**	·烤酱牛肉 ·烤鲕鱼（加烤鲕鱼 的萝卜泥柚子醋） ·毛豆 ·蛋黄酱拌西蓝花 ·豆腐滑子菇味噌汤 ▶ **糖类约 13g**

	星期四	星期五	星期六	星期日
早餐 碳水化合物早上吃	·米饭（半碗） ·盐烤青花鱼 ·厚蛋烧 ·日式凉拌豆腐 ·焯拌菠菜 ·滑子菇味噌汤 ▶ **糖类约 38g**	·芝士吐司 ·煎香肠 ·煎鸡蛋 ·蔬菜沙拉 ·原味酸奶 ▶ **糖类约 30g**	·米饭（半碗） ·烤竹荚鱼干 ·煮鸡蛋 ·纳豆 ·浅腌圆白菜 ·菠菜味噌汤 ▶ **糖类约 33g**	·牛角面包 ·西式炒鸡蛋 ·培根 ·蔬菜沙拉 ·原味酸奶 ▶ **糖类约 35g**
午餐 不吃主食增加几道主菜和配菜	·韭菜炒猪肝 ·烤咸鲑鱼 ·焯拌菜花 ·蛋黄酱拌西蓝花 ·圆白菜味噌汤 ▶ **糖类约 10g**	·炸鸡 ·锡纸包烤蘑菇 ·圆白菜丝 ·醋拌裙带菜黄瓜 ·白萝卜油豆腐味噌汤 ▶ **糖类约 20g**	·辣白菜炒五花肉 ·日式凉拌豆腐 ·蔬菜沙拉 ·麻油拌豆芽 ·裙带菜汤 ▶ **糖类约 10g**	·牛排 ·黄油炒芦笋 ·嫩煎菠菜 ·水菜沙拉 ·洋葱汤 ▶ **糖类约 6g**
晚餐 特别有意识地减糖	·冷涮肉片沙拉 ·日式凉拌豆腐 ·煎蘑菇 ·蛋花汤 ▶ **糖类约 10g**	·锡纸包烤鲑鱼 ·韭菜炒鸡蛋 ·豆腐沙拉 ·裙带菜汤 ▶ **糖类约 7g**	·煎鸡排 ·醋浸鱿鱼 ·生火腿沙拉 ·马苏里拉奶酪 ·洋葱汤 ▶ **糖类约 13g**	·什锦火锅（白身鱼、白菜、大葱、豆腐、香菇、蟹味菇） ▶ **糖类约 10g**

据《修订版糖类量手册》（新星出版社）编写

体重要在每天同一时间测量

"因为感觉胖了，所以今天就不称体重了。"

这样的人挺多的吧！但是，我可以明确地告诉您：这种想法就是引起体重反弹的原因。如果总是无视对自己不利的情况，那么好不容易减下去的体重，也会不断反弹。

即使体重恰好像您的不良预感那样的确有所增加，那么，如果您还是能一如既往地认真称重，就能马上应对调整，所以没关系。而害怕称重，造成的风险才更大。

减肥过程中自不必说，即使达到了目标体重，也请继续每天称体重。不仅是为了减肥，为了健康也必须称体重。从今往后的人生，继续坚持吧！

体重要在每天相同的条件下测量。如果有可能，请在晨起排尿后，只穿内裤称重，然后做好记录。

我自己通过适当的控糖保持着理想的体重，会根据每天早上测量体重的结果，来决定当天的饮食内容。

如果比理想体重有所减少，那么当天碳水化合物的摄取量就可以稍微增加；相反，如果体重有所增加，就要更加严格地控糖。

通过这样的坚持，即使有微小的变动，一天就可以简单地恢复理想体重。

　　体重秤请使用精确到100g的，因为一天的体重变化仅仅是100～200g的水平。

　　有些人可能觉得做记录很麻烦，现在有很多方便的应用程序，可以连接体重称，自动记录。

　　充分利用这些方便的工具，努力做好体重管理吧！

"半年成功减重 15kg" 的 N 先生的减肥记录

本书开篇已经介绍过，N 先生（40 岁）在我的建议下实施了牧田式减肥，下面我来把这个事例详细介绍一下。

这位 N 先生半年成功减重 15.8kg。

N 先生是看到网上采访我的报道来到诊所的，那是 4 月 14 日。由于他的职业是自由记者，所以生活不规律，这几年体重很难控制。

N 先生身高 171cm，所以按照日本厚生劳动省规定的适中体重 BMI 22 来计算，理想体重为 64.3kg。但是，他的实际体重已经有 82.3kg。这样，BMI 为 28.1，是典型的肥胖症。

当时 N 先生并不知道糖类是肥胖的原因，每天随便吃。深夜还总吃薯片、冰淇淋什么的，过着"不胖才怪"的生活。

他具备了糖类依赖症患者的所有要素，已经陷入了典型的上瘾状态。下面的"糖类上瘾程度检测表"中所有项目他都选择了"是"。这个检测只有 2 项以下选择"是"的人才能被判断为"非上瘾状态"。

另外，他自己用皮带量了腰围是 97cm，已经大大超过了代谢综合征的标准（男性 85cm）。

但是，开始牧田式减肥半年后的 10 月 13 日，他成功减至 66.5kg。

身高 171cm，体重 66.5kg，这样 BMI 就是 22.7。已经基本达到了理想数值。那之后，他一直通过适当控糖维持体重。

而且，以前容易疲劳，易患感冒，减重后，他的身体状态也大有好转。

周围的人也都夸他"皮肤的色泽变好了"，"外形看上去不那么臃肿了"，"变得很时髦的感觉"。

糖类上瘾程度检测表

1	好好吃过早餐，却在午饭前就感到肚子饿	是 · 不是
2	快餐和甜食，吃起来就停不住	是 · 不是
3	餐后常常体会不到满足感	是 · 不是
4	看到食物，或是闻到食物的味道，就忍不住想吃	是 · 不是
5	有时候肚子并不饿，却想吃夜宵	是 · 不是
6	总想吃夜宵	是 · 不是
7	吃多了会感到倦怠	是 · 不是
8	午餐后，总觉得有些疲劳或空腹感	是 · 不是
9	明明已经饱了，却还接着吃，停不下来	是 · 不是
10	有过减肥反弹的经历	是 · 不是

您选的答案中有几个"是"呢？
· 0～2 个→未成瘾　　　· 3～4 个→轻度成瘾
· 5～7 个→中度成瘾　　· 8～10 个→重度成瘾

　　首先，我向他说明了"血糖值上升会引起肥胖"，"血糖值基本处于 3.9 ～ 7.8mmol/L 最为理想"，并请 N 先生佩戴了叫作"瞬感扫描式葡萄糖检测仪"的自测血糖装置。

　　然后，我请他"先多多尝试，观察各种情况下的血糖值"。

　　N 先生当时好像并没有完全接受，开始只是先验证以下牧田式减肥的要点。

　　1　发胖（血糖值升高）是因为碳水化合物，并非热量。

　　2　即使是吃同样的碳水化合物，吃的顺序不同，结果也会不同。

　　为了确认这两点，我让他在意大利餐厅连锁店做测试，连续两天在同一时间吃同样的午餐（意式肉酱面套餐），以此来观察血糖值的变化。

　　不过，两天分别尝试两种吃法：第一天为"完全错误的吃法"；第二天为"稍好一点的吃法"。

　　顺便说一下，这家连锁店在午餐时段，芝士粉和橄榄油可以随意使用。

　　【第一天】意式肉酱面、沙拉、佛卡夏面包、清汤。

　　先吃碳水化合物的意大利面和佛卡夏面包，最后吃沙拉。不加芝士粉和橄榄油。

血糖值："13点（餐前）5.1mmol/L"→

"14点（餐后）8.8mmol/L"→"15点 6.4mmol/L"

【第二天】意式肉酱面、沙拉、佛卡夏面包、清汤，再点一份嫩煎菠菜。

先吃沙拉和嫩煎菠菜，最后再吃意大利面和佛卡夏面包。吃意大利面和佛卡夏面包时，尽量多加芝士粉和橄榄油，在清汤里也加入橄榄油。

血糖值："13点（餐前）6.8mmol/L"→

"14点（餐后）8.1mmol/L"→"15点 7.2mmol/L"

非常明显，尽管第二天摄取的热量更高，但血糖值的上升却变得平稳。而且，第二天的餐前血糖值本来就比较高，如果考虑到测试是在这种高状态下开始的话，效果就应该更容易理解了吧！

而且第一天，14点至15点的血糖值出现了急剧下降，N先生也自述："午饭后困得睁不开眼。"第二天则没有出现餐后烦困的情况。

切实感受！"减糖就会瘦"

N先生自从留意尽量摄取不升糖的饮食后，体重就开始下降。也许正因为如此，他对坚持牧田式减肥变得积极起来，主动记录各种食物与血糖值的关系，并报告了如下结果。

- 中午吃了烤肉套餐中的米饭后，血糖值突然上升至10.3mmol/L。不能因为量不多就疏忽大意。
- 吃了 12 个饺子，血糖值升至 9.1mmol/L。吃 12 个的话，这些饺子皮的碳水化合物总量相当于一小份拉面的量，估计应该是这个原因。
- 飘着满满油花的拉面汤，即使都喝掉，血糖值也不会上升（笔者注：这样会造成盐分摄取过量，所以也不可以。）

另外，N 先生参加酒宴的机会较多，关于酒精的影响，也在实际饮酒后确认了血糖值的变化。

- 喝了某著名啤酒厂家的啤酒 350mL，血糖值上升，超过了7.8mmol/L。
- 零糖啤酒喝了 350mL，血糖值没有变化。
- 威士忌"嗨棒"和烧酒，无论喝多少血糖值都没有变化。

这些都是切实可靠的，威士忌和烧酒等蒸馏酒不会使血糖值上升。相反，啤酒（零糖啤酒除外）、清酒、葡萄酒等酿造酒中都含有糖类。

不过，葡萄酒的含糖量远远低于啤酒，而且德国的论文证实，白葡萄酒具有减肥功效。因此，我认为葡萄酒是可以的，建议不喝啤酒和清酒。

不擅长做饭的男性也可以轻松操作的方法

像这样，一边亲眼见证，一边留意选择"血糖值不易上升的饮食（＝碳水化合物少的饮食）"，就在这个过程中，N 先生的体重确实下降了。

不擅长做饭的 N 先生能够实现顺利减重，应该是因为他很好地利用了市面上销售的食材，还有餐厅推出的"低糖食谱"。

以下列举了 N 先生的实践内容。

- 充分利用超市及便利店的熟食或半成品，尽量多吃菜品。
- 每天都吃豆腐。调味使用的是韭菜末和辣油等，吃起来很美味。
- 只把纳豆和裙带菜梗拌在一起，就成了一道不错的下酒菜。如果是纳豆加秋葵就更棒啦！
- 圆白菜、豆芽和鸡肉一起放在平底锅里焖烧，非常简单。
- 为了防止饿肚子，身边常备无盐坚果。
- 巧克力不能依赖"黑巧"的名称，要确认可可含量多的数值之后再吃。
- 在旅行或出差吃酒店的自助餐时，尽量以菜品为主填饱肚子。
- 在居酒屋点关东煮时，嘱咐店员"别加小麦做的竹轮麸"。
- 在烤肉店，将沾满甜味调料的肉放在柠檬汁里沾一下，尽量减少糖分，然后再烤。

- 在咖喱店，吃用菜花代替米饭的低糖咖喱套餐。
- 积极尝试用魔芋丝代替面条的担担面，或是加了豆腐的豚骨拉面等。
- 在牛肉盖饭或是天妇罗的饭馆用餐时，充分利用可以把米饭换成豆腐的服务。

熬过停滞期

经过半年左右的努力，N先生基本降到了标准体重。不过，这期间他也经历了停滞期。

4月14日开始，12天后体重就已经减少了7kg，体重降至74.9kg。皮带的孔也缩回了一个，不仅身体感觉轻松了，连头脑都觉得清晰了很多。

但是，尽管他过着同样的生活，但在那之后体重又反弹至78.0kg。

这是谁都会遇到的现象。身体开始消瘦后，就会自动启动阻止它的功能，基础代谢降低，造成暂时的体重难以下降。

我鼓励N先生："别在意，坚持下去的话还能瘦。"

这个阶段，如果加上运动的话体重会更容易下降，所以我建议N先生做一些快步走或餐后深蹲等锻炼肌肉的轻微运动。

就这样，虽然有的时候会进入"体重难以下降的时期"，但是N先生通过半年持续不断的减肥，最终成功了。

关于成功的主要原因，"在健康节制的同时，又不用忍受饥饿，可以享用各种美味"，"因为可以喝酒，所以不用拒绝社交活动"等，N 先生列举出以上几条。

现在，他的饮食偏好也有所改变，还养成了运动的好习惯，提高了健康意识。因此，可以说 N 先生已经完全克服了糖类依赖症。

致无法坚持减肥的人
——为实现持续控糖的建议

【为了能坚持减肥的想法】

- 想象一下自己瘦下来后会发生的各种好事情。

- 立下誓言："我绝对要瘦下来！"把它写下来，贴在墙上。

- 向家人、朋友、熟人宣布："我开始减肥啦！"

- 要认识到"瘦下来不简单"，减肥是要治疗糖类依赖症，并非单纯地"暂时减少饮食量就可以"。

- 请不要期望突然瘦下来。要打持久战，这样才能不反弹，才是取得最后的成功的捷径。请不要忘记，即使 1 个月只瘦 1kg，10 个月就是 10kg。

- 要想着即使有些日子没控糖也是可以的，不要总是责怪自己没做到，只要重新开始就没有任何问题。

- 纠正自己的味觉吧！只要摆脱了糖类上瘾，您的舌头就变得能够感受到蔬菜等植物性食品的美味，而不是甜品。

【食品的选择方法】

- 充分理解什么样的饮食生活才是符合"一天的糖类摄取量为 60g"的新生活，并且能够做到活学活用。充分利用书籍和网络的信息，提高把握糖类量的能力。

- 最好是自己做饭。自己做饭时，通过参考减糖食谱，能切实实行"1天60g以下"。

- 如果不能自己做饭，则应充分利用市面上销售的低糖食品。在外面用餐，也要善于利用有控糖食谱的餐厅。

- 尽量少在便利店买食品。购买时尽量选择低糖食品，请查看包装上标示的含量（碳水化合物或糖类）。

- 坚决戒掉清凉饮料、果汁、含糖罐装咖啡等。

- 彻底减少米饭、面包或面条等，如果聚餐之类的时候吃了的话，那就请在饭后马上走20分钟、做肌肉锻炼或深蹲吧！

- 聚餐时尽量边喝酒边慢慢进食。最推荐的是白葡萄酒，其次是红葡萄酒，烧酒或威士忌兑水也是可以的。

【做饭小窍门】

- 学会做饭吧！"不会做饭＝无法控糖＝不能瘦身"，这个公式是成立的。

- 周末做一些低糖的熟食或半成品放着会很方便，平时还可以用在便当里。

- 多食用蔬菜、海藻、豆类、菌类、坚果等植物性食品，其中叫作植物化学物的成分可以提高免疫力，帮助减肥。不过，土豆等薯类和南瓜含糖量较多，要尽量避开。

- 肉、鱼、贝类、甲壳类食物都可以食用。不过，加工品在制造过程中有可能加入糖类，而且还要小心添加剂，所以请不要多吃。

- 喜欢吃面的人，可以用魔芋丝代替面条。魔芋丝的糖类含量几乎为零，而且膳食纤维丰富。
- 尽量食用少糖的调料，如橄榄油、盐胡椒、蛋黄酱、香料等（调料的选择方法见 P101）。
- 总吃同样的食物会造成营养失衡，不可取。实施控糖的同时，也要尽量吃各种各样的食材。

【每天的习惯】

- 达成目标之前，甜点心、小食品等一律戒掉。如果想吃零食，就吃一些可可成分 70% 以上的黑巧克力或者坚果，喝一些热茶或黑咖啡。
- 每天多喝水。
- 将高糖食品移出自己的视线，不要放在身边。看到电视播放点心或者方便面的广告时就换台。
- 每天称体重。把每天体重的变化和前一天的饮食内容相对照，找出造成体重增加的糖类究竟包含在哪些食物中。
- 不要总是坐着。即使是伏案工作，也要每 1 ~ 2 小时离开桌子活动一下身体。
- 坚持简单轻松的运动，不需要剧烈运动。就把"一日三次，饭后稍动"作为目标吧。

第 3 章

绝不再反弹！

维持理想体形的习惯养成术

拥有辨别糖类的火眼金睛

以前日本食品标示制度较为宽松，但 2015 年制定的新食品标示法的实施宽限期已过，日本的严格程度便超出了美国。

新规定中要求标明过敏成分的同时，还要求一般加工食品有义务加上"营养成分标示"。

具体来说，要求标示出热量、蛋白质量、脂类量、碳水化合物量、食盐相当量等 5 项内容，这样更容易把握糖类含量。

例如，便利店销售的 2 种饭团，确认其商品上的标示结果如下：

- 饭团 A（海带）：热量 176kcal，蛋白质 3.5g，脂类 1.1g，碳水化合物 38.0g，钠 470mg
- 饭团 B（鲑鱼）：热量 217kcal，蛋白质 6.0g，脂类 1.9g，碳水化合物 44.0g，钠 540mg

当然，根据不同的店铺、饭团的种类，成分含量也会有所变化。不过我们可以大致了解，吃 1 个饭团大致会摄取 40g 左右的糖类（碳水化合物）。

下面看看点心的具体含量吧！就拿便利店卖的某品牌饼干来说，1 袋 2 片装，热量 170kcal，蛋白质 1.2g，脂类 5.0g，碳水化合物 14.7g，钠 17mg。

给人印象很健康的蔬菜汁，200mL 中有 14 ~ 19g 糖类。请大家务必亲眼确认，其含糖量远远高于 1 片某品牌饼干。

只标记了所使用原材料名称的酱汁类等也请仔细确认，例如奶油沙司、多蜜酱汁、咖喱酱等黏稠状的调料，其中一定使用了小麦粉，即使不甜也加了糖。

另外，淀粉、果糖、葡萄糖糖浆等，也都是会令您发胖的糖类。

购买食品前应确认营养成分

品名：固体速冲汤（浓汤）

原料名：甜玉米、淀粉、砂糖、冰淇淋粉、糊精、食用加工油脂、食盐、乳糖、全脂乳粉、洋葱、干酪、马铃薯、玉米黄油粉、黄油煎洋葱粉、浓缩乳清、乳蛋白鸡精、酵母抽提物、香辛料、汤料（油煎碎面包片）/调味料（氨基酸等）、膨松剂。（部分含有小麦、乳成分、大豆、鸡肉）

原材料是按照含量从多到少排序的。
请注意确认排在前面的材料中是否有糖类含量高的食材。

营养成分标示（每100g）	
能量	200kcal
蛋白质	11.7g
脂类	5.5g
碳水化合物	24.6g
食盐相当量	11.4g

碳水化合物就代表糖类量。
标有膳食纤维时，从碳水化合物中减去膳食纤维的量就是糖类量。

在便利店用餐的减糖法

对于忙碌的现代人，便利店可以说已经成为生活的一部分。

不过，便利店摆着的大都是加工食品。食品制造商在加工原材料阶段就将糖类加入了各种各样的制品中。

当然，他们并非恶意而为，而是要让食品更加美味。因此，作为消费者，如果没有一双善于甄别的慧眼，就必然会被糖类所包围。

首先，在饮料货架上，请您只拿矿泉水或不含糖的苏打水吧，其他饮料一律无视！

请您抛弃蔬菜汁对健康有益的想法。

认为能量饮料和人造蛋白粉等"对身体有益"并且爱喝的人在日益增加，但是功能饮料是糖类的集合体，人造蛋白粉会造成蛋白质摄取过多，进而损伤肾脏。无论哪个，不仅是没必要喝，而且是不能喝。

在盒饭货架上的便当类食品中，请您尽量避免碳水化合物量多的，建议选择配料丰富的三明治。不可以选择甜面包（咸面包）。饭团也含糖多，所以不推荐，不过比甜面包强一点。

如果不吃盒饭，减少摄入碳水化合物后，可以在熟食或半成品货架买些沙拉、日式煎蛋卷、烤鱼、烤鸡肉串等糖类少的菜品作为补充。关东煮、炸鸡、煮鸡蛋、鸡肉沙拉、豆腐等，也请好好利用。

方便食品中，味噌汤没问题。但是，像西式浓汤等黏稠的汤类中都含有很多的碳水化合物，请尽量避免。不用说，方便面绝不能吃。

请您养成好习惯，不要顺便去逛点心货架。甜点心当然不能碰，即使是咸味的小食品，原材料也是小麦粉或薯类，都是些令人发胖的东西。

便利店 巧用熟食、半成品专柜

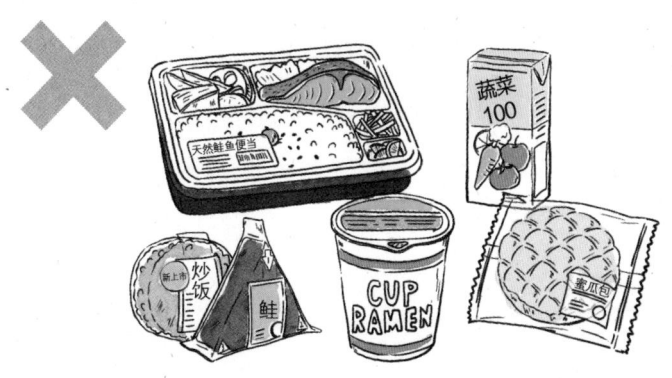

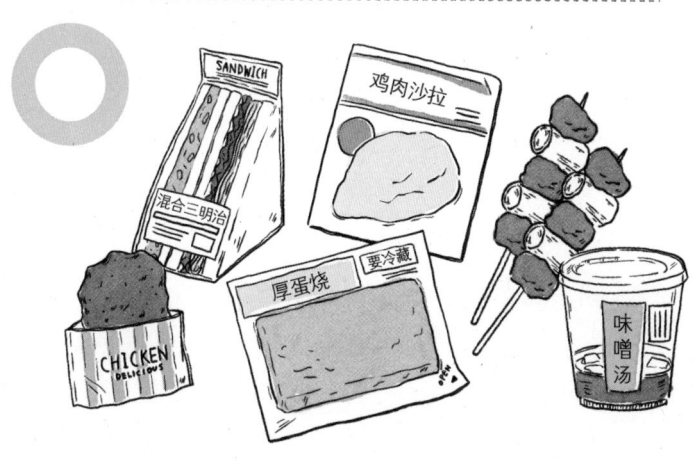

在居酒屋用餐的减糖法

如果善于选择居酒屋的菜单，也可以降低糖类摄取量。

首先，饮料中的啤酒、清酒、梅酒等甜果酒糖类较多，所以尽量只喝1杯。

推荐烧酒、威士忌等蒸馏酒和葡萄酒。同时，用烧酒调的酸味鸡尾酒中，带甜味的都加了糖，所以请选择柠檬鸡尾酒等不甜的。

下酒菜可以选择生鱼片、烤鸡肉串（可以的话不用酱汁而用盐）、毛豆、芝士、凉拌豆腐、日式煮豆腐、焯拌蔬菜等。这些都可以随意吃。

相反，最好别点炸薯条、黄油土豆、通心粉沙拉、土豆沙拉、比萨饼等用薯类或小麦粉做的食品。当然，炒乌冬面和饭团也不能吃。

日式炖煮的菜品也最好避免。虽然炖煮的东西本身没问题，但是烹调过程中会加很多糖。

推荐火锅，但是请剩下最后的面或杂烩粥。

另外，在餐馆喝酒的同时一定要多喝水。这样，血液中的酒精浓度就会降低，不会酩酊大醉，还能降低血中葡萄糖的浓度，不容易发胖。

适量饮酒，度过愉快时光。这对消除压力很有帮助。我也会在晚餐时喝些白葡萄酒。

不过，对减肥来说，饮酒后放松警惕才是大敌。

"哎呀，就今天一天，没关系的，最后再吃一碗收尾的拉面吧！"千万别这样。

居酒屋 别吃薯类，酒类选葡萄酒或酸味鸡尾酒

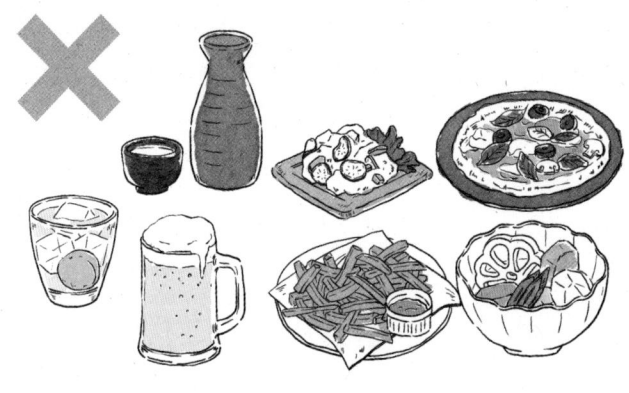

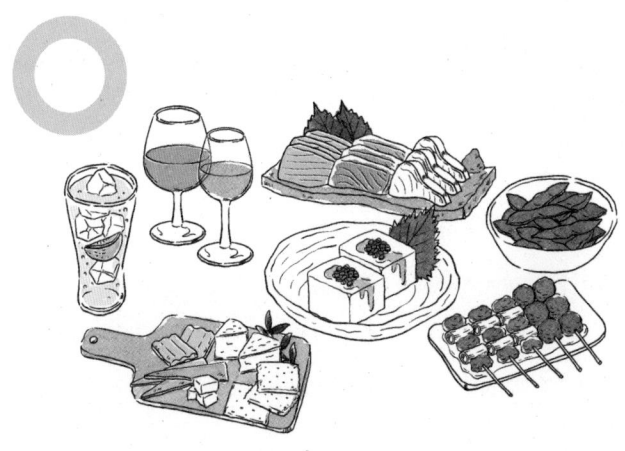

巧用快餐的控糖菜单

"控糖"正在日益受到人们的关注,特别是重视健康的人们。因此,餐饮连锁店也逐渐开始提供低糖菜单。

比如,有些家庭餐厅就有将面条或套餐中的面包替换为低糖食品的服务。

有些寿司店可以满足寿司中只有半份米饭或没有米饭的要求,有些咖喱专卖店可以用菜花代替米饭。

还有些所谓的快餐店,下很大工夫推出了将米饭换为豆腐的牛肉盖饭、把面包换为生菜的汉堡包。

有的外卖店打包西蓝花代替米饭。

"我经常在外面吃饭,根本没法儿控糖",千万别下这样的结论,上面说的那些只要能善加利用就没问题。

还有汉堡店里的经典薯条,土豆本身就是碳水化合物,更何况炸薯条用的油也未必是良品。这样的头号垃圾食品不用说为了减肥,就是为了健康也吃不得。

要吃炸的东西的话,不要吃薯条,可以选炸鸡。

套餐中的饮料,也别喝清凉饮料或果汁,选乌龙茶吧。

忙碌时的午餐,有很多人选择去只能站着吃的荞麦面馆或乌冬面馆。但是,如果决定减肥的话就别去了。

荞麦面或乌冬面本身就是糖类大集合，而且在这样的店铺用餐，难免会吃得很快。迅速吃下碳水化合物会使血糖值急速上升，即使吃同样的量，也会更容易发胖。

快餐 | 利用低糖菜单

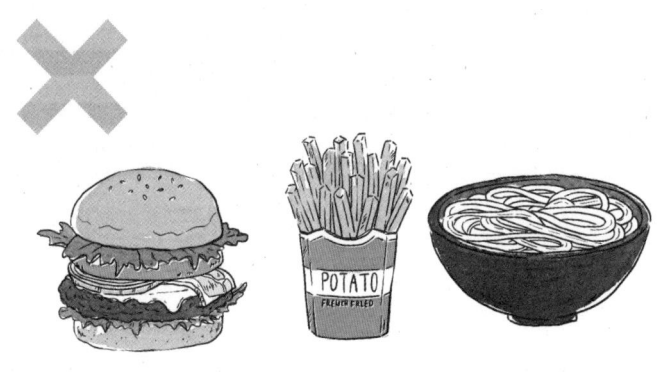

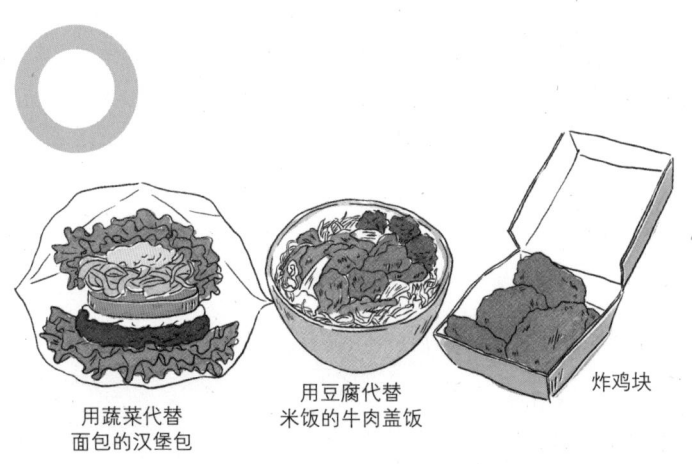

用蔬菜代替
面包的汉堡包

用豆腐代替
米饭的牛肉盖饭

炸鸡块

两周后体重不再减少的原因

1 天的糖类摄取量如果能控制在 60g 以下，体重就会顺利下降。不过，2 周后就会迎来体重不再减少的时期。

我们的身体是以葡萄糖为能量来延续生命的。如果没有摄入葡萄糖，身体就会暂时变为"节能模式"。因此，即使过着同样的生活，身体也不再燃烧脂肪，体重也不再下降。

不过，这种状态也不会持续很长时间。之后还是会顺利地减重，所以不用担心，坚持下去就好。

顺利减重，然后进入停滞期；然后再顺利减重，再进入停滞期……如此反复，才证明是正确的减肥方法。千万不能自暴自弃地说："明明做法是一样的，怎么减不下来呢？"

达到目标体重后的体重管理法

瘦身成功，并非"减至目标体重"，而是"维持目标体重"。

如果将前者作为成功的目标，那么在达到目标的同时就会松懈，进而反弹。

维持目标体重需要自我控制，掌握这个方法后，您才能真正地从因肥胖而烦恼的日子中解脱出来。

即使达到了目标体重也决不能放弃称体重，还要和之前一样每天都称重。

而且，如果体重低于目标体重，就可以吃点喜欢的碳水化合物。但是，如果吃太多，体重马上就会增加。如果出现这种情况，就再严格控制在 60g 以下，继续减重。

另外，如果能把糖类摄取量控制在 120g 以下的话，体重就既不会减少也不会增加。120g 的糖类相当于 480kcal 热量。这是因为这种程度的热量即使不运动，只过正常的生活就可以消耗掉。

为了维持目标体重，"立即调整"是决窍。体重稍有增加就马上减少碳水化合物，几乎毫不费力。

另一方面，如果偷懒不测体重，明明有点胖了还视而不见，觉得"还行吧"，这样的话体重就会瞬间猛增。

于是，不愿意再从头努力，结果就继续反弹。

为了不让自己遭受那样的痛苦，请您把"每天测体重，然后调整"当成每天的惯例。

体重反弹别在意，从头再来就可以

看到那些努力减肥的人们，我总觉得很遗憾，因为有很多经历一点点失败就放弃的事例。

某 40 多岁的女性，原体重 62kg，通过 3 个月的控糖减至58kg。目标体重是 52kg，所以其实未来的路还很长，中途一定会有体重不降的平台期，但已经是相当不错的开始了。

但是，她怎么都忍不住吃喜欢的蛋糕，大吃了 3 天。于是，她的体重转眼就回到了 61kg。

如果没有治愈糖类依赖症的话，很容易出现这种情况。

不过，原本有 62kg，所以即使回到 61kg 也没什么大不了，只要重新开始就好。

但是，很多人都会在这个阶段受挫，觉得"算了吧"。

他们明知自己的努力将付之东流，但还是比以前摄取更多的糖类，使得自己越来越胖。

体重反弹时，请一定要冷静。原地踏步完全没问题，以此为起点再重新开始可以了。

避免因自暴自弃而变得比减肥前还胖。

减肥是和自己大脑的斗争。我们要高出一手，对自己的大脑说："我不会上你的当的！"

吃得越慢，越不会胖

吃了碳水化合物之后，血液中充满分解后产生的葡萄糖，血糖值就会上升。

血糖值过高就会引起晕厥，甚至危及生命。因此，为了抑制血糖值过高，身体就会分泌胰岛素。但是，能够以糖原状态储存在肝脏或肌肉中的葡萄糖量是有限的，多余的会变为脂肪的形式被脂肪细胞吸收。这就是发胖的机制。

特别是血糖值"急剧"上升时，胰岛素也会急忙大量分泌。

所以，戒掉那种狼吞虎咽的吃法非常重要。

同样是吃一碗拉面，如果3分钟吞下去的话，血中的葡萄糖就会急剧增加，血糖值就会突然上升。之后，为了对应这种情况，就会分泌出大量胰岛素。

这些胰岛素不断处理充斥血中的葡萄糖，最后糖原的容量不足，就会变为脂肪储存在细胞中。

但是，如果能够花些时间慢慢吃的话，血糖值的上升程度就会减缓，结果上，作为脂肪被储存的量也会减少。

当然，我并不是想说"只要肯花时间慢慢吃，吃拉面也没问题"，我是想告诉大家"如果用餐时间过短，会更容易发胖"。

而且，吃得快，就容易吃得多。

我们通过咀嚼会向脑的饱中枢发送"吃饱了"的信号。但是，如果吃得过快的话，那个信号还没有传送到大脑，也就得不到满足感，这样就会吃超量。

　　如果您迄今为止一直吃饭很快，那就请借此机会改为不容易发胖的吃法吧！

饭量越大的人，越容易饿

以糖类为能量源活着的我们，吃碳水化合物就会感到幸福。因此，有很多人是为了获得幸福感而进食的。

但是，患上重度糖类依赖症后，与其说是为了幸福感而吃，不如说是"不吃就觉得不舒服，是为了摆脱不快感而吃"。

暴饮暴食是陷入这种重度糖类依赖症的原因之一。

在短时间内吃下满满一大碗米饭等大量的碳水化合物后，血糖值就会急剧上升。

为了处理急剧上升的血糖值，人体就会分泌出大量的胰岛素，因此更容易发胖。这个道理前面已经说过多次。

再加上，由于大量胰岛素的作用，大幅上升的血糖值又会急速下降。

血糖值的最理想状态是不出现大的波动，但暴饮暴食使其像过山车一样忽高忽低。

血糖值下降过猛，就会出现空腹感、恶心、焦躁、头晕目眩等不适症状。

而且，解决这种不适症状的办法就是尽快摄取糖类，于是就会又陷入过量食用碳水化合物的状态。

因此，血糖值又急剧上升，症状暂时缓解，之后又会急剧下降……如此这般，反复出现这种特别不健康的状态。

当然，体重也会不断增加。

有些人感觉"明明吃饱了，可是餐后大概 2 小时就又饿了"，可以认为血糖值很可能是陷入了过山车的状态。

零食是实现瘦身的合理方法

不论是米饭还是面包，包括蔬菜在内的食品中都或多或少地含有糖类。

因此，我们的血糖值都会在吃下某种食物后上升，不久后再下降，如此反复。

但是，这个上下波动范围较小的话就不会发胖，而且罹患糖尿病的风险也会降低。因此，只要您的饮食生活能稍控制血糖值的上下波动，那么问题就会迎刃而解。

其实，如果饮食的内容相同，分餐的次数越多，血糖值上升的幅度就越小。

由此可见，"与其遵守一日三餐，不如很好地利用零食来使得减肥变得更加顺畅"。

假如决定"不吃零食"，那您就会忍饥挨饿加班。等回到家里吃饭时，就会吃得相对多一些。

在空腹状态吃得过多，血糖值就会急剧上升。关于这一点，本书在前面已经说明了很多次。

与其这样，不如在有点饿的时候吃些零食，回家吃晚饭的时候把这部分量扣除，血糖值的上升曲线就会很平稳。

不过，零食的内容非常重要，这一点想必不用再强调。

如果是在便利店买，那么就要避开饭团、小点心等糖类食品，吃些坚果、奶酪、煮鸡蛋、关东煮等为好。

晚上不要多吃

如前所述。即使是同等量的碳水化合物，在即将开始活动的时间段吃，或是在睡前吃，发胖的状况会有所不同。

因此，我在晚餐几乎不吃碳水化合物。

并且，肉、鱼等主菜的量也会适当减少，多吃一些植物性食品来代替。

因为肉和鱼的脂肪和蛋白质含量较多，消化需要 4 个小时。如果晚餐吃很多这样的食品，只会给胃增加负担。

我专攻糖尿病，以这些患者为对象的研究发现，如果晚餐吃太多脂肪或蛋白质这种热量较高的食物，会增加心血管疾病风险，整体的死亡率也有所上升。

晚上，一边喝点小酒，一边享用简餐。这不仅是为了瘦身，也是为了保护身体远离糖尿病的良方。

我想，本书的读者已经充分理解，加班后都已经很晚了，还去大吃烤肉，最后再去吃碗拉面收尾，是多么糊涂的行为！

不过，如果大脑糖类上瘾的话，就连这个也不知道了。

好不容易降至目标体重，也为了不让大脑再度失衡，晚上别再多吃难消化的食物了。

更换调料

在过去，由于计算热量的做法已经深入人心，很多人采用了错误的选择食品的方法，认为只要吃那些宣称是"低热量"的食物就可以健康瘦身，这样想的现在也大有人在。

同样，在选择调料时也是如此。

比如，拌沙拉时选用无油调味汁，肯定是因为在意其中的热量吧！

但是，不仅是无油的，只要是调味汁，在生产时为了调整口味大都会加糖，那么吃多了自然会发胖。

而且，由于清淡的无油调味汁不容易获得满足感，所以很容易加多，结果糖类摄取过多。

与此相比，在沙拉中更推荐加入少量的盐和足量的特级初榨橄榄油。含糖量较少的蛋黄酱也可以。

像这样，在选择调料方面，必须注意的也是糖类，而不是脂类。一定要有一双辨明标示的慧眼。

像中餐的原料、咖喱或西式炖菜的卤等，现在市面上有各种各样的调味酱汁。调料的"黏稠"就是用淀粉或小麦粉等碳水化合物做成的。另外，即使不甜，为了调味而加糖的情况也很多。

番茄酱或沙司中都加了很多糖。清爽的伍斯特酱虽然比大阪烧或炸猪排用的黏稠的酱稍好些，但还是用了糖。

吃烤肉的话不要酱味要盐味的吧。

烤鸡肉串时也别用酱而用盐吧。特别是在超市的熟食、半成品专柜卖的烤鸡肉串等，酱汁已经像皮冻一样沾在上面了吧！那个酱汁中就有很多糖分。

除此之外，日式炖菜中常用的味醂等一般的调料都要注意。请大家在买调料时也从选"好像不会发胖但其实会"变成选"好像容易发胖但其实不会"的东西吧。

容易发胖的调料、不易发胖的调料

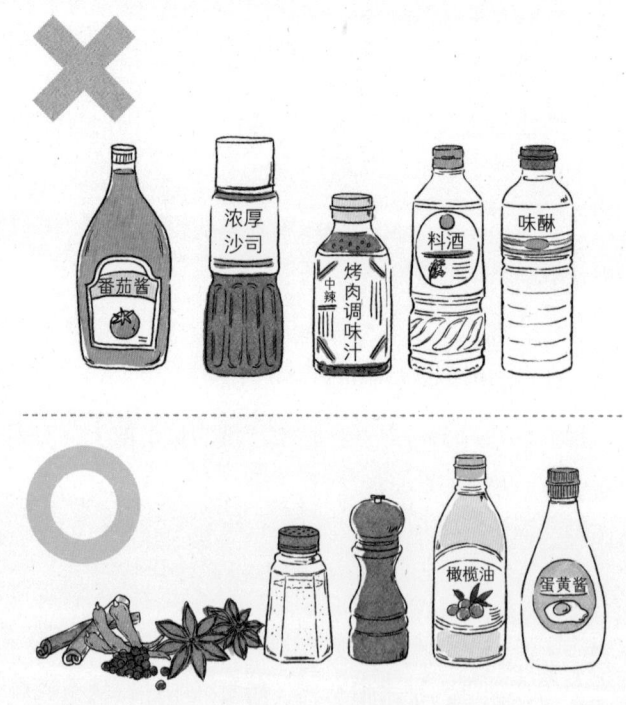

每天饮水 2L 以上

喝水在保持健康方面有着重大意义。

如前所述，我在晚餐时会喝些白葡萄酒，但同时，我会喝 1L 以上的水。这样，血中的酒精浓度就会下降，不会酩酊大醉。

同样，喝水也会降低血液中葡萄糖的浓度而使血糖值降低。因此，喝水有利于瘦身。

我们经常听到糖尿病患者主诉口渴，其实这就是为了抑制血糖值过高时身体的自然欲求。

除此之外，水还有很多作用。

比如处理体内代谢物。我们身体的细胞和肌肉都在不断更新，于是就会产生很多代谢物。这些代谢物不能留在身体里，最好尽快通过尿液排出体外。

当然，要想形成尿液，水当然是必要的。如果水分不足，就会给将代谢物过滤到尿中的肾脏增加负担。

另外，水分不足还会引起便秘。

夏天出汗较多自不必说，即使在冬天，也要有意识地多喝水。建议每天喝 3L 以上的水，不过考虑到食物中所含的水分，可以把每天喝 2L 以上作为参考标准。

无糖的茶或咖啡，虽然不会导致糖类过剩，但因为含有咖啡因，大量摄入有害健康，所以最好喝矿泉水。

另外，市面上销售的经口补水液和运动饮料也要注意。有人误以为这些饮料是在酷暑盛夏的必需品，实际上如果喝得太多，就会造成糖分和盐分摄取过量。

除非是运动员，一般人补水喝矿泉水就足够了。

旧石器时代的饮食最理想

前面也曾谈及，我们的消化吸收系统从人类诞生的数百万年前开始就没有变过。

因此，采取与过去相同的饮食生活是最为健康的。日本的话，那就是绳文时代祖先的饮食。

经常有人说，"日本是农耕民族，所以大米最适合日本人的体质"。但其实，绳文时代并没有农耕技术。

"大米适合日本人"只不过是表现日本生活的后附理论。

人类掌握农耕技术是在 1 万 ~ 2 万年前。从那时到我们现代人，只不过约 600 代而已。

另一方面，从人类诞生到掌握农耕技术，其间有 10 万代以上。10 万代祖先曾吃过的东西，在最近的 600 代的时候才突然改变，这才是事实。

现在，日本厚生劳动省推荐，人体必需能量的摄取，50% ~ 65% 来自碳水化合物，20% ~ 30% 来自脂肪，13% ~ 20% 来自蛋白质。但实际上，重度糖类依赖症中，也有人近 80% 是从碳水化合物中摄取的。

我认为日本厚生劳动省的标准还是太过宽松，应该再减少碳水化合物。

之所以这么说是因为，关于现在仍然以狩猎和采集为生的民族的研究发现，他们平均从碳水化合物摄取的能量不超过22% ～ 40%，而从脂质获得的能量为28% ～ 58%，从蛋白质获得的能量为19% ～ 35%，一直过着这样的生活。

　　估计绳文时代的祖先们大概也是这个比例吧！

　　绳文时代的祖先们所吃的东西，大概是以未被农药污染的植物性食物为主，还有少量未经过工厂加工的鱼或肉。我想他们就是通过这样的方法远离肥胖和疾病的吧！

普莱斯博士发现的最佳饮食法

20 世纪 30 年代，加拿大牙科医生普莱斯博士，在世界 14 个国家和地区，对那些仍然过着与现代文明隔绝生活的人们进行了调查，包括因纽特人、印第安人、澳大利亚土著人、波利尼西亚人等，追踪调查他们的健康状况。

其中，特别详细调查了与他本专业相关部位的健康情况，包括口腔内状况、牙齿、腭、面部等。结果发现，这些人没有使用过牙刷等工具刷牙，却不长蛀牙，并且牙齿排列整齐，面部也没有歪斜变形等现象。

调查他们的饮食生活发现，食物内容极为原始，主要是吃自然环境中生长的动物及植物性食品。

调查的地域不同，具体的食材也各有千秋，但基本上都是"人们不吃被加工过的奇怪的东西"。

同时，博士还对那些同是一个民族，但因商业活动而进入白人现代饮食生活的人们做了同样的调查。

调查结果得知，虽然基因没有变化，但出现了很多牙列不齐、脸型不匀称的孩子。

另外，包括大人在内，免疫力降低，容易患上各种感染症。

在现代生活中，人们大量使用砂糖、精粮（白面、白米）、罐头、高温杀菌的牛奶、加工的油脂类等。人类正在因这些饮食而退化。这就是普莱斯博士调查研究得出的结论。

博士的调查虽已过去 90 余年，但这个结论现在也不过时。

过去，世界上几乎没有肥胖者。

但是，随着文明的发展，到处都出现肥胖者。不仅在发达国家，就是在发展中国家，肥胖者也在急剧增加。

也就是说，其理由不仅仅是"因为富裕了，能吃饱了"。问题不在于吃的量，而在于吃的内容。

用充满植物化学物的饮食保护身体不得生活习惯病

大米和小麦等，是人们为了高效摄取糖类而创造出来的食物。

远古时代，我们的祖先们除了偶尔可以猎获肉或鱼以外，主要是吃树上的果实、山菜、野草等采摘到的植物类食物来延续生命。也就靠着这些，人类均衡地摄取了各种营养成分。

和当时相比，现代人的饮食中植物性食品变得很少。

不仅是减肥，就是为了健康也需要多吃蔬菜（除了糖类较多的薯类及南瓜）、豆类、海藻、菌类等植物性食品。

植物与动物不同，不能移动位置。因此，它无法避开紫外线，也无法逃离昆虫等外敌。在这种状况下要保住自身，就需要有色素、香味、黏液等叫作"植物化学物"的强抗氧化成分。

植物化学物是花青素、异黄酮、番茄红素、叶绿素、异硫氰酸酯等免疫活性物质的总称。通过食用植物性食品，我们就可以享受到它们的功效。也就是说，可以提高免疫力，让自己的身体免受感染及生活习惯病之苦。

植物化学物大多为色素较强的物质，如下面的表格所示，根据颜色可以了解其大致的成分及作用。最好不要偏食某一种，而是取各种颜色的来吃。

蔬菜自不用说，豆类、菌类、海藻等都是应该积极食用的植物性食物。

我的患者中就有人以豆腐等大豆制品来代替米饭。纳豆也作为重要的发酵食品而广为人知。

菌类及海藻中几乎不含糖类，完全不用担心发胖。而且，它们还富含膳食纤维，可以帮助调整肠内环境。

有些人在控糖阶段容易便秘，那是因为减少了米饭等中含有的膳食纤维。可以多吃些植物性食品，来补充不足的膳食纤维。

另外，有一种减肥法在部分地区很流行，叫作"MEC（meat/egg/cheese）饮食"，以吃肉、蛋、奶酪为主。因为摄取糖类很少，所以确实可以减重。但是，蛋白质过多也有害健康。

不如多吃富含植物化学物的植物性食品吧。

日本厚生劳动省推荐每天吃 350g 蔬菜，不过我每天吃的比这个还多。

但是，大部分人应该没有达到 350g。大家可以用称秤一下，大概了解下应该吃多少蔬菜比较好。

不限于生的沙拉、焯拌菜或涮菜等，加热之后蔬菜体积变小，能吃得更多。

火锅也可以吃较多的蔬菜，可以经常安排。

主要的植物化学物及功效

红	番茄红素	西红柿、西瓜	抗氧化、预防动脉硬化
橙	β 胡萝卜素	胡萝卜	抗氧化
黄	黄酮类化合物	洋葱、柠檬	抗氧化、预防高血压
绿	叶绿素	菠菜、秋葵	抗氧化、调整胆固醇
紫	花青素	蓝莓、茄子、紫苏	抗氧化、改善视力
白	异黄酮	大豆、大豆制品	预防骨质疏松、预防更年期障碍
棕	岩藻多糖	海藻	抗癌
黑	β－葡聚糖	菌类	提高免疫力

优质脂类有助于减肥

前面已经多次强调，肥胖的原因是糖类而不是脂类。其实，日本人总脂类摄取量偏于不足。而且，即使脂类摄取过量，大多也会通过大便排出体外，所以请舍弃错误的想法——"脂类是减肥的大敌"。

但是，"什么样的脂类"非常重要。

脂类是构成细胞膜的材料，还是产生激素这样重要的过程中使用的营养素。但如果摄取反式脂肪酸等劣质的脂类，就可能有损健康。

我在现阶段向大家推荐的脂类是我自己一直喜欢用的橄榄油。如果可能的话，请尽量选用"特级初榨橄榄油"。

实际上，也有研究报告显示，充分利用特级初榨橄榄油的"地中海式减肥"，比控制热量的减肥效果还好，胆固醇值和甘油三酯值均有所下降。

如此说来，橄榄油对健康、对减肥都有效果。但是，如果油发生了氧化，有害性就会增强，所以保存方法很重要。

即使店铺打折，也一定要避免购买接近保质期的商品。另外，大瓶装的油用完所花的时间较长，所以推荐小瓶的。

黄油和猪肉等动物性脂肪也不错。但是，需要留意饲养方法。

关于这一点，将在后面的小节中详细阐述。

另外，人造黄油和起酥油是最差的，其中含有大量的反式脂肪酸，已经被证实会增加心血管疾病，所以一定要极力避免食用。

肥胖原因之一的甜面包和小点心中，大多用了这些劣质油脂。

动物性食品的选择方法

肉和鱼等动物性食品中糖类很少，即使多吃也不会胖，吃的时候不必担心。

但是，并非一律都没问题。其饲养环境非常重要。

比如牛肉，如果是自然放养的"草饲奶牛（意指在能活动自由的自然环境中，只吃牧草毫无压力地长大的牛）"。

用来自这种牛的牛奶制成的黄油和奶酪称得上是能安心食用的优质食品。

但是，实际上，半数以上的牛都是在狭窄的牛舍中喂食谷类饲料长大的，为了不让疾病流行，还投喂抗生素。不仅如此，为了能够快速长大，有些还注射了催肥剂。

同样，猪和鸡等，也要尽可能选择饲养环境接近自然的。特别是鸡肉在遗传学研究中证实具有长寿功效，而且鸡肉完全没有致癌作用，所以肉类中最推荐鸡肉。

日本国立癌症研究中心的研究报告表明，平均每天吃 24g 以上牛肉的女性患大肠癌的风险增加 1.62 倍。

养殖的鱼也是，喂人工鱼饵，并且在狭小的鱼池中饲养，为了防止疾病也使用了各种各样的药品。与之相比，不用说肯定是天然的鱼最好。

鱼中最好的是青花鱼、秋刀鱼、沙丁鱼等富含 EPA 和 DHA 的近海青背鱼。

肉依次推荐鸡肉、猪肉、牛肉。

另一方面，明确告诉大家"最好不吃"的是添加剂较多的加工肉类、鱼糕和鱼籽制品。

已知食用加工肉类容易罹患心血管疾病和癌症。反之，也有研究报告显示，如果人们能将每天的加工肉类摄取量减少至平均 20g 以下，死亡人数将降低 3% 以上。

火腿、香肠、培根等，本来应该是偏棕色的。但是，为了使之呈现漂亮的粉色，加了叫作亚硝酸钠的增色剂，已经明确其具有致癌性。这种增色剂也多用在明太子等食品中。

另外，为了使鱼糕产生良好口感加入磷，为了保质期更长加入防腐剂等，在加工食品中总是会添加一些非天然的物质。

购买肉和鱼时，尽量选择没有增色剂等添加剂的，并且要选择饲养环境接近自然的。请大家都养成这样的习惯吧！

不积存 AGE 的饮食不会发胖

当吃下很多碳水化合物时，血液中就会充满葡萄糖。此时，身体不仅会大量分泌胰岛素而发胖，还会产生叫作"糖化"的不良作用。

糖化，是指葡萄糖在体内与蛋白质相结合而使蛋白质劣化。而且，劣化后的蛋白质会以"AGE（晚期糖基化终末产物）"这种恶劣老化物质的形式长期滞留在体内。

AGE 的构造十分不稳定，它会与各种组织的蛋白质结合而使自身的结构稳定下来。其结果，结合了 AGE 的正常组织就会遭受损害，从而引起炎症。

比如，AGE 与血管的蛋白质结合就会发展为动脉硬化，与皮肤的胶原蛋白结合就会产生色斑和皱纹。

另外，心肌梗死等心血管疾病、脑卒中等脑病、慢性肾病、癌症、阿尔兹海默病等，从各种疾病到美容问题，我们的老化现象都与 AGE 有着密切的关系。

而且，这个可恶的 AGE 还促进肥胖。已知如果 AGE 积存体内，腹部的脂肪细胞就会变大。

AGE 包含在各种食品中，而且还会因烹饪方法不同而增加。例如，高温烹饪的食物 AGE 就会增加。所以，同样是吃鱼，比起烤鱼，生鱼片更好；同样是吃猪肉，比起炸猪排，涮肉片更好。以此类推，需要您在烹饪方法上多想办法。

同时，为了不让体内的 AGE 增加，减少碳水化合物的摄取，抑制糖化也至关重要。

也就是说，只要注意吃不发胖的饮食，AGE 就不会增加，AGE 不增加就不会胖。这样就可以得到一个正向的连锁效果。

而且，请不要忘记，这对美容和健康均有益。我在世界上首次发明了测量体内微量 AGE 的方法，并于 1991 年发表。另外，我还运用多年研究 AGE 的经验开发了一种的化妆品，能够抑制皱纹和色斑。

> # 如果能将"糖类依赖脑"变为"健康脑"，渴望糖类的次数就会减少

如果您以本书的方法成功减至您的目标体重，那么请您永远不要忘记："体重不是靠毅力来控制的。"

为了维持好不容易下降的体重，需要的是与自己的"脑"展开智慧的斗争，并持续取得胜利。

您的大脑，只要稍微疏忽大意，就会向"胖吧"的方向变动，向您大力呼吁。

"你看，那个货架上有你最喜欢的奶油泡芙哦！"

"为什么不吃米饭啊？刚出锅的米饭最好吃啦！"

此时，您是迎合它"是啊！就今天一天，没关系"，还是阻止它"不不，等等，不能这样"？您今后的体重、外表体形、健康程度，一切都会因此而改变。

制止大脑邪恶诱惑的窍门就是不发生正面冲突，应该从侧面连哄带骗地对付。而且，不要想得出"全或无"这样黑白分明的结果，在不知不觉间取胜就好。

比如，"无论如何都想吃冰淇淋和蛋糕"的时候，如果您采取"甜品绝对不能吃"的正面抵抗，有可能会惨败而体重反弹。

不要这样，而是少吃一点可可成分70%以上的巧克力等，欺骗一下大脑，只要我们这边能坚持到底就好。

在重复这些的过程中，您的应对技能也会不断提高，邪恶脑出现的次数也会减少。将糖类依赖脑改变为健康脑，就是克服了糖类成瘾。

变为健康脑以后，就会变得不那么想吃碳水化合物了。和蛋糕、薯片相比，更想吃蔬菜沙拉了。

那就意味着您的大脑应该已经返回到了健康状态。

第 4 章

本以为控糖不起作用……
却是"隐形糖类"的陷阱

为什么瘦不下来？请注意"隐形糖类食材"

"我努力忍耐不吃最喜欢吃的蛋糕，可体重还是减不下来。"

"我几乎不吃米饭和面类，可总是收效不大。"

常常会有一些实施控糖的人来向我咨询此类问题。

于是，我请他们详细地讲述了近几日的饮食内容。结果发现，他们确实是因摄取了过多的糖类。

他们或是没有发现一些食品中意外地含有糖类，或是随意判断"吃这个没事儿吧！"

前面已经多次谈及，糖类依赖症与香烟和药品的依赖症不同，无法采取"只要不碰致瘾物质就好"的简单办法。

各种食品中都或多或少地含糖，因此，我们不可能做到零摄取。而且，不均衡的饮食还会危害健康，所以只能采取"在吃各种食物的同时，极力减少所含的糖类。"

这正是控糖的困难之处，但也是控糖的有趣之处。

从打算控糖开始，人们就会开始关心食品上的标示。

而且，认真查看这些标示，就会惊讶地发现一些意想不到的食品中含有很多糖。

本章将回顾这些"隐形糖类"，以便让我们的控糖更加扎实有效。

土豆、南瓜

蔬菜总体富含维生素、矿物质、膳食纤维，以及有极强抗氧化作用的植物化学物。因此，它是控糖时希望您能大量摄取的食材。

但是，因为土豆、番薯等薯类还有南瓜等都富含糖类，所以要排除在外。如果您习惯了控糖之后，就不难意识到，烤地瓜、甘薯点心等以品尝其甜美为主的吃法，就是典型的"糖类集合"。

不过，咸味炸薯片用的土豆、沙拉中的南瓜、煮过的芋头等，还是很容易被忽视的。

无论采取怎样的烹饪方式，薯类和南瓜都是糖类过多的食材。

家常菜中看上去很健康的炖菜和土豆炖肉等，其实有很多富含糖类的菜品，所以必须要注意。

牛奶、酸奶

在挑战控糖的时候，想不到很多人将"甜点换成了酸奶"。

还有些人不喝果汁和清凉饮料等，换成了牛奶。

首先，我们来看看酸奶。即使是一点点，只要是用糖调味的就不可以。绝对不能被"微糖"等字样所蒙骗。请一定要喝无糖的原味酸奶，并且要不加其他甜味剂直接吃。

而且，无论是原味酸奶还是牛奶，其中原本就含有叫作"乳糖"的糖类。因此，如果过多饮用的话也会摄入这些糖分。

如果您严格遵守基本原则实施控糖，但体重仍然没有减轻的话，请暂且尝试减少喝酸奶和牛奶吧。

水　果

　　水果中富含与葡萄糖不同的"果糖"。血中同时存在果糖和葡萄糖的话，葡萄糖会首先作为能量被使用，余下的果糖会转换为脂肪储存起来。因此，吃富含果糖的水果容易使人发胖。

　　特别是日本的水果经过品种改良后甜味增强。因此，其在海外也很受欢迎，被认为"日本的水果好吃"。

　　水果中也富含维生素和矿物质，因此，如果控糖减重过程顺利的话，代替早餐时的甜点少量食用也是可以的。

　　但是，如果体重迟迟减不下来的话，水果一律禁止，特别是绝对不可以把水果榨汁来喝。因为一杯果汁中使用了大量水果，而且还失去了膳食纤维等重要成分，这样就更容易发胖。

日式炖菜

"日餐是健康饮食"。这种说法至少不适合减肥和预防糖尿病。白米饭是瘦身的大敌，这一点我想大家已经理解了。出乎意料的是，日餐的菜品中也富含糖类。

特别要注意日式炖菜。如炖白萝卜干、炖羊栖菜等是套餐中配菜里的招牌菜。此外，筑前煮等也常摆上餐桌。

这类炖菜的食材大多使用蔬菜，本身并没有问题，但是在调味时会用很多糖。同时，调料中的味醂和料酒中也含有糖类。

自己做饭时，亲眼看到就会有切实的感受。但是，买现成的便当、半成品，或者在外用餐时，就很难把握了。所以平时少吃日式炖菜，如果体重减不下来的话，就要下决心一口不吃。

隐形糖类5

荞麦面

我的患者们每次用餐都会自测血糖。对于吃了什么、血糖是否上升（也就等于是否发胖）掌握得可以说像专家一样。

这些患者都对"荞麦面"感到惊讶。

荞麦面的确看上去很健康，套餐里的量也非常少。但是，只吃一份笼屉荞麦面，血糖值就会急剧上升。

仔细想来也难怪，荞麦粉就是碳水化合物。二八荞麦面等是加了小麦粉的，同样是碳水化合物。

另外，吃荞麦面不会花很多时间，吃得很快。在短时间内吃下几乎都是碳水化合物的食物的话，血糖值就会急剧上升。而且，身体为了应对摄入的大量糖类，就会大量分泌胰岛素，于是就会发胖。

糙米、全麦面包、黑麦面包

同样吃一碗饭，和白米饭相比，我更推荐糙米。

因为糙米中残存的矿物质和膳食纤维等营养成分，会在精制白米的过程中去掉。

抑制血糖值上升的膳食纤维，糙米比白米多含 4 倍以上。

同理，白面面包和全麦面包或黑麦面包、普通小麦意大利面和硬质小麦意大利面也是一样。

未精制的糙米和全麦粉营养价值更高。

但是，糙米和全麦粉仍然是碳水化合物，这一点并没有改变。

虽说留有矿物质和膳食纤维，但并不意味着糖类会消失。

有关糖类量，白米和糙米几乎相同。

因此，针对体重顺利下降的人，我们可以建议："想吃米饭的时候，最好不吃白米饭，可以吃糙米饭。"但是，对正在控糖的人来说，无论是糙米、全麦面包还是意大利面，都最好避开，不食为妙。

隐形糖类7

天妇罗衣、面点的皮

为避免摄取碳水化合物，以吃各种菜品为主的患者告诉我："烧麦几乎都是肉，可是吃了以后血糖值升高很多。"

原因大概是烧麦的皮。不仅仅是烧麦，饺子和春卷等中餐的面点含糖量都很高。

油炸食品外面的皮也都是糖类。

天妇罗和炸猪排所用的食材本身很好，但是包裹在外面的皮有问题。特别是什锦天妇罗使用了大量的小麦粉。还有，为了让小虾看上去大一些，店家往往会挂上厚厚的面糊来炸。类似这些也要注意。

在控糖期间，鱼、肉、蔬菜等都不要炸着吃，可以采用蒸、烤、炒等烹调方法，也推荐火锅。

结语　糖尿病治疗中产生的科学减肥术

世间充斥着令人怀疑的信息："只吃这些就能瘦！"

其中，有些对健康有害，性质恶劣。但即使如此，还是有人轻信膜拜。这就说明有很多人都有着瘦不下来的烦恼。

的确如此，减肥是很困难的。

特别是在食品已成为工业制品的现代，令人们发胖的食品占绝大多数。

我作为糖尿病专科医生，长期以来，接诊了很多病患。

在我刚成为医生的时候，糖尿病患者并不像现在这么多，连"代谢综合征"等词语都没有。

但是，转瞬间，日本就成了糖尿病大国。随即，肥胖者亦增多，减肥成了人们关心的大事。

那么，与从前相比，人们真的变成了"大胃王"了吗？

当然，和食不果腹的时代相比，人们的确是吃得多了些。

但是，现在倒不如说食量本身减少了。

现代人并非因为吃得过多而肥胖，而是因为吃了发胖的东西才变胖的。

令我们肥胖的东西，不是食物的量，更不是油腻的东西。我们是因为吃了以米饭、面包、面条等为代表的糖类而发胖的。

关于这个机制，本书中已经谈及多次：摄取了糖类血糖值就会上升，血糖值上升就会发胖。

如上所述，我的专业是糖尿病。

引起糖尿病并使之恶化的正是高血糖值状态。

也就是说，糖尿病与肥胖有着密不可分的关系。自然而然地，我也就拥有了比其他专家更详细正确的减肥知识。

其实，我的患者们在进行糖尿病治疗的过程中同样也减肥成功。

本书根据这些经验，关于不使血糖上升的饮食，也就是"控糖"，介绍了其他类书中所没有的具体方法。

糖类和药物一样，是会成瘾的。因此，单纯地用限制量是非常困难的，这就需要"窍门"。

我这次毫无保留地写出了至今无人阐明的窍门。

即使是过去挑战控糖失败的人，也肯定能掌握本书的方法。

控糖除了能减肥，还有各种健康效果。

预防以糖尿病为首的生活习惯病。

预防全身从血管到皮肤的老化。

打造不易疲劳的强健体魄。

保持注意力高度集中的状态。

大大提高长寿且不痴呆的可能性。

另外，我保证还有各种"好事"。

反言之，如果过多摄入糖分的话，不仅是胖，还容易罹患癌症等疾病。

关于控糖的健康功效和摄取糖类的危害，在《饮食术：风靡日本的科学饮食教科书》《饮食术2：实践宝典》这两本书中有详细介绍。

为了守护您和所爱家人的健康，想了解如何从医学的角度合理安排饮食的话，请您一定阅读一下。

附录 食品糖类量速查表

食品	量	糖类量
●主食		
米饭		
白米饭·1 碗	150g	55.2g
糙米饭·1 碗	150g	51.3g
手握寿司·1 份	寿司甜酸饭 20g	7.3g
饭团	米饭 75g	27.6g
意式烩饭（奶酪）	大米 50g	43.9g
蛋包饭	米饭 135g	59.2g
炒饭	米饭 180g	68.1g
鸡肉鸡蛋盖饭	米饭 200g	82.5g
牛肉盖饭	米饭 200g	84.5g
炸猪排盖饭	米饭 200g	86.6g
天妇罗盖饭	米饭 200g	91.1g
蔬菜咖喱饭	米饭 180g	87.3g
面		
清汤荞麦面	煮荞麦面 180g	51.5g
天妇罗荞麦面	煮荞麦面 180g	60.8g

食品	量	糖类量
山药泥荞麦面	煮荞麦面 180g	59.8g
清汤乌冬面	煮乌冬面 200g	49.9g
天妇罗乌冬面	煮乌冬面 200g	59.2g
挂面凉面	煮手工拉面 225g	64.7g
酱汁炒面	蒸中华面 150g	62.8g
猪骨拉面	生中华面 110g	66.1g
中华冷面	生中华面 110g	79.4g
培根蛋酱意大利面	煮意大利面 200g	61.4g
意式肉酱面	煮意大利面 200g	68.3g
面包类		
1 片面包（8 片装）	45g	20.0g
1 片面包（6 片装）	60g	26.6g
牛角面包	30g	12.7g
黄油面包	30g	14.0g
印度烤饼	75g	34.2g
其他主食		
粉丝	30g	25.6g
水果麦片	40g	27.7g
原味玉米麦片	40g	32.4g
米粉	50g	39.5g
脆底混合比萨	脆酥面饼 63g	34.4g

食品	量	糖类量
●主菜		
鱼		
烤竹夹鱼鱼干	鱼干 50g	0.1g
烤多春鱼	毛鳞鱼 60g	0.3g
烤咸鲑鱼	咸鲑鱼 80g	0.1g
盐烤青花鱼	咸青花鱼 80g	0.1g
盐烤秋刀鱼	秋刀鱼 130g	0.1g
锡纸包烤鲑鱼	鲜鲑鱼 80g	4.4g
照烧鰤鱼	鰤鱼 80g	6.3g
干烧鲽鱼	带籽鲽鱼 85g	17.3g
炸竹夹鱼	竹夹鱼 50g	5.6g
炸白身鱼	白身鱼 70g	8.6g
其他鱼贝类、加工品		
煮虾（沙拉用）	60g	0.0g
灰眼雪蟹（煮）	40g	0.0g
蛤蜊	40g	0.2g
牡蛎	120g	5.6g
鲑鱼籽	10g	0.0g
金枪鱼薄片（油浸罐头）	20g	0.0g
鱼肉山芋饼	30g	3.4g
醋腌鱿鱼	鱿鱼 40g	2.5g

続表

食品	量	糖类量
生鱼片		
金枪鱼赤身	40g	0.6g
鱿鱼	30g	0.6g
幼鲕鱼	40g	0.7g
醋腌青花鱼	40g	1.3g
扇贝柱	36g	1.9g
牛肉		
牛排（里脊）	日本产肩里脊100g	1.9g
牛排（菲力）	日本产菲力100g	2.2g
烤牛肉	日本产牛腿肉70g	2.2g
牛猪混合肉馅汉堡	牛猪混合肉馅70g	9.8g
酱烤牛肉	日本产肩里脊80g	5.3g
青椒肉丝	日本产肩里脊50g	11.8g
猪肉		
生姜烧肉	猪肩里脊80g	6.3g
猪肉芦笋卷	猪里脊100g	2.1g
辣白菜炒猪肉	猪五花肉50g	2.5g
青椒酿肉	牛猪混合肉馅40g	13.7g
煎饺	猪肉馅50g	17.2g
冷涮肉片沙拉	猪里脊75g	4.1g
猪肉烧麦	猪肉馅60g	17.1g
肉馅圆白菜卷	牛猪混合肉馅50g	14.5g

食品	量	糖类量
炸猪排	猪里脊 100g	10.0g
糖醋肉段	猪肩肉 80g	25.5g
韭菜炒猪肝	猪肝 50g	3.7g
鸡肉		
照烧鸡肉	仔鸡腿肉 80g	4.2g
清蒸鸡	仔鸡小胸肉 80g	6.4g
奶油炖菜	仔鸡腿肉 80g	25.0g
炸鸡块	仔鸡腿肉 80g	4.7g
嫩煎鸡肉	仔鸡大胸肉 100g	2.3g
南蛮炸鸡	仔鸡大胸肉 150g	29.2g
其他肉类、加工品		
生马肉片	马肉 60g	2.5g
嫩煎小肉肠	香肠 50g	3.5g
培根	20g	0.1g
生火腿	50g	0.3g
鸡蛋		
煮鸡蛋	50g	0.2g
原味蛋卷	鸡蛋 100g	1.1g
奶酪蛋卷	鸡蛋 100g	1.4g
炒鸡蛋	鸡蛋 100g	0.4g
培根鸡蛋	鸡蛋 50g	0.2g
厚蛋烧	鸡蛋 50g	3.2g

食品	量	糖类量
煎鸡蛋	鸡蛋 50g	0.2g
韭菜鸡蛋	鸡蛋 50g	0.6g
大豆制品		
木棉豆腐	150g	1.8g
绢豆腐	150g	2.5g
挂糊炸豆腐	木棉豆腐 150g	9.2g
油豆腐	15g	0.0g
纳豆	50g	2.7g
麻婆豆腐	木棉豆腐 120g	6.3g
●配菜		
沙拉		
菜丝沙拉	圆白菜 60g	4.4g
凉拌通心粉	通心粉·煮 20g	8.0g
土豆沙拉	土豆 50g	10.1g
圆白菜丝	圆白菜 35g	1.6g
水菜沙拉	水菜 30g	1.3g
绿黄色蔬菜		
焯拌菠菜	菠菜 60g	0.6g
芝麻拌菠菜	菠菜 60g	2.3g
干鲣鱼碎拌秋葵	秋葵 35g	0.8g
蛋黄酱拌西蓝花	西蓝花 60g	0.8g
焯拌菜花	菜花 60g	1.4g

食品	量	糖类量
紫叶生菜	25g	0.3g
毛豆（煮）	50g	1.0g
胡萝卜	48g	3.2g
圣女果	58g	3.4g
西红柿	145g	5.3g
匈牙利红椒	126g	7.1g
南瓜	80g	13.7g
快炒什锦蔬菜	什锦蔬菜 20g	2.3g
黄油炒芦笋	绿色芦笋 150g	3.2g
淡色蔬菜		
炒圆白菜	圆白菜 100g	4.8g
腌圆白菜	圆白菜 100g	3.9g
醋拌黄瓜裙带菜	黄瓜 50g	3.5g
麻油拌豆芽	豆芽 60g	2.2g
烤茄子	茄子 80g	2.9g
炖白萝卜	白萝卜 80g	5.4g
金平牛蒡	牛蒡 40g	8.1g
玉米（煮）	125g	17.2g
薯类		
炒煮魔芋	魔芋块 80g	2.7g
德式土豆	土豆 60g	11.2g
烤甘番薯	番薯 80g	21.4g

食品	量	糖类量
海藻、菌类		
鲜裙带菜	10g	0.2g
烤紫菜	2g	0.2g
酸拌海蕴	40g	2.5g
炖羊栖菜	羊栖菜·干燥 7g	5.3g
嫩煎蘑菇	蟹味菇 80g	1.2g
味噌汤、汤		
豆腐滑子菇味噌汤	木棉豆腐 30g	3.1g
蛤蜊味噌汤	蛤蜊 20g	1.9g
蚬贝味噌汤	蚬贝 20g	2.7g
土豆洋葱味噌汤	土豆 50g	12.0g
白菜油豆腐味噌汤	白菜 30g	3.1g
蛋花汤	鸡蛋 25g	2.3g
裙带菜汤	裙带菜 15g	0.7g
洋葱清汤	洋葱 30g	2.1g
意大利蔬菜浓汤	水煮西红柿罐头 50g	12.3g
玉米浓汤	奶油玉米罐头 40g	12.0g
●其他的食品		
奶、奶制品		
牛奶	乳脂 3.8%200mL	9.6g

食品	量	糖类量
低脂牛奶	乳脂 1.0%200mL	11.0g
原味酸奶	100g	4.9g
加糖酸奶	100g	11.9g
卡芒贝尔奶酪	22g	0.2g
奶油奶酪	18g	0.4g
黄油	8g	0.0g
水果		
草莓	50g	3.6g
蜜瓜	50g	4.9g
葡萄柚	50g	4.5g
猕猴桃	50g	5.5g
苹果	50g	7.1g
温州蜜桔	70g	7.8g
西瓜	100g	9.2g
香蕉	50g	10.7g
日式点心、西式点心		
樱叶饼（关东风）	67g	34.6g
长崎蜂蜜蛋糕	40g	25.1g
日式串团子（红豆沙馅）	70g	31.1g
铜锣烧	73g	40.6g

食品	量	糖类量
牡丹饼（豆沙馅）	100g	42.2g
豆大福	85g	42.8g
鲷鱼烧	126g	58.7g
糯米团子红豆汤	红豆汤 180mL	59.0g
蛋奶布丁	80g	11.8g
奶油泡芙	100g	25.3g
水果奶油蛋糕	95g	35.5g
苹果派	110g	34.6g
酒精饮料和软饮料		
威士忌（水调酒）	威士忌 30mL	0.0g
乌龙茶烧酒	350mL	0.0g
烧酒（加冰）	50mL	0.0g
白兰地	30mL	0.0g
红葡萄酒	100mL	1.5g
白葡萄酒	100mL	2.0g
清酒（杯装）	100mL	4.9g
啤酒	350mL	10.9g
起泡酒	350mL	12.6g
橙汁	200mL	21.0g
葡萄柚汁	200mL	17.2g

食品	量	糖类量
蔬菜汁	200mL	7.2g
黑咖啡	150mL	1.1g
拿铁·不加糖	咖啡、牛奶各 75mL	4.1g
绿茶	150mL	0.3g
可乐	200mL	22.8g
汽水	200mL	20.4g
调制豆浆	200mL	9.0g

源自《修订版糖类量手册》牧田善二（新星出版社）、《减糖完美手册》牧田善二（生菜俱乐部 MOOK）